AF283197

ACADEMIAS MÉDICAS EN SALAMANCA Y OTRAS ACADEMIAS

FRANCISCO S. LOZANO SÁNCHEZ

ACADEMIAS MÉDICAS EN SALAMANCA Y OTRAS ACADEMIAS

Salamanca, 2025

Ediciones de la Diputación de Salamanca
Serie Publicaciones Generales, n.º 73

© Diputación de Salamanca y el autor

1.ª edición, 2025

Diputación de Salamanca
e-mail: ediciones@lasalina.es
http://www.lasalina.es

ISBN: 978-84-7797-778-0
Depósito Legal: S. 197-2025

Imprime: Gráficas Lope

Impreso en España

Ninguna parte de esta publicación puede ser reproducida total o parcialmente, almacenada o transmitida en manera alguna ni por ningún medio, ya sea mecánico, electrónico, químico, óptico, de grabación o de fotocopia, sin permiso previo del editor.

Presentación

Tras un gran trabajo de investigación documental, se ha podido redactar este estudio de revisión y análisis sobre las *Academias Médicas de Salamanca*.

Se intenta remediar el olvido que hay sobre esas instituciones y reflejará tanto la historia como los logros y vicisitudes de las diversas academias que existieron. Aunque comenzaron siendo tertulias cultas, acabaron como instituciones formales, siempre ligadas al conocimiento.

A partir de 1749 se han encontrado referencia sobre diez Academias Médicas de distinta índole. La mayoría tuvieron una historia breve en el tiempo y solamente persiste en la actualidad la *Real Academia de Medicina de Salamanca* (RAMSA) fundada en 1971.

Conforman corporaciones con claras misiones y objetivos estatutarios donde incluso el término *Academia* significa su propia ubicación. Lo más significativo es la actividad que desarrollan sus miembros y sobre todo el impacto de dicha actividad en la sociedad a la que se debe como institución, máxime si esta es de derecho público.

Con esta publicación se pretende despertar el interés por conocer la historia de estas instituciones y el ambiente intelectual y sociocultural de nuestra ciudad, a través de las pequeñas historias, hechos y circunstancias que las vieron crecer.

David Mingo Pérez
Diputado de Cultura

A Sofía, mi nieta

Solo hay felicidad donde hay virtud y esfuerzo serio,
pues la vida no es un juego.

ARISTÓTELES
(384 a. C. – 322 a. C.)

Lo que sabemos es una gota de agua;
lo que ignoramos es el océano.

ISAAC NEWTON
(1642 – 1727)

ÍNDICE

Prólogo

Por Alberto Gómez Alonso

Académico numerario de la Real Academia de Medicina de Salamanca

En la presentación de uno de sus últimos libros, caractericé al Prof. Lozano como un «buscador de oportunidades», para resaltar su disposición y capacidad para investigar, informar y reflexionar sobre temas relacionados no solo con la medicina o con la historia, sino también con la cultura en su más amplio sentido. Y todo ello, como respuesta a su deseo de aprender y de ampliar sus saberes, y, como manifestación vocacional de transmitirlos.

La oportunidad de este libro sobre las Academias Médicas en Salamanca, surgió, al parecer, de la lectura de una breve nota periodística que indicaba la existencia de estas instituciones en nuestra ciudad. No le pasó desapercibido este hecho y pronto inició las gestiones para investigar sobre ello. Para tal labor, como indica en el libro, recurrió a las mejores fuentes primarias, porque interpretó que el tema era oportuno no solo por el interés histórico, sino también porque complementaría el libro que la Real Academia de Medicina de Salamanca (RAMSA) había editado con motivo de su 50.º aniversario. Esta publicación, había que reconocerlo, adolecía del defecto de omitir, por simple desconocimiento, la existencia de otras Academias Médicas.

Y aunque casi todas estas instituciones salmantinas tuvieron una existencia efímera, resulta revelador descubrir a través de sus pequeñas historias hechos, circunstancias y personalidades que configuraron el ambiente intelectual y sociocultural de nuestra ciudad. De ahí el interés y la oportunidad de dedicarles este libro.

Rescatar del olvido estas Academias era igualmente oportuno, porque las circunstancias, los trabajos, las ilusiones y los desvelos que permitieron su creación y las vicisitudes de sus historias deben entenderse y juzgarse no solo con benevolencia, sino con franco reconocimiento por sus nobles y meritorios propósitos, aunque no siempre fueran coronados por el éxito. En la vida, no en todos los casos las obras, las iniciativas, los impulsos creativos y los esfuerzos iniciales en las instituciones concluyen en fructíferas realizaciones, pues con cierta frecuencia las circunstancias personales, socioeconómicas o políticas del momento frustran o modifican los planes de futuro. Pero también los intentos fallidos o los éxitos parciales forjan los cimientos de grandes logros posteriores.

Oportuno es, también, el diseño del libro, en el que se aprecia el orden, la precisión de las informaciones y de los datos, la espléndida maquetación e iconografía (características del autor y que he denominado «marca Lozano»). Con rigurosa disciplina bibliográfica, desarrolla el texto con un lenguaje claro, preciso y diáfano que se identifica con la palabra, pues el autor escribe como habla y habla como escribe, virtuosa coincidencia para un intelectual que ejerce su magisterio universitario y académico. A ello se suma la honesta disposición para decir (y escribir) lo que piensa y pensar lo que dice (y escribe).

Oportuno es, en fin, describir, exponer y reflexionar sobre estas instituciones académicas que desde el siglo XVIII contribuyeron al nivel científico y cultural de Salamanca. Si dejamos volar la imaginación, podemos reconstruir el contenido y desarrollo de las sesiones, que, sobre todo en las Academias más antiguas, estarían lastradas por la especulación y el dogmatismo (*magister dixit*) y que progresivamente irían renovándose con el rigor y la precisión con que los avances científicos modernizaron la doctrina y la práctica de la medicina.

Como problema endémico y universal de las Academias, se recoge en las notas de la prensa la escasa asistencia a las sesiones; y también, como nota positiva, el interés y la ilusión que animaba en algunos momentos la vida de las instituciones.

Dada su afición a la historia, el autor expone los hechos de la forma más objetiva, opina sobre los aspectos debatibles y deja al juicio del lector datos y cifras discrepantes sin entrar en juicios de valor sobre los autores de estos. Recuerda que conocer la historia es imprescindible para comprender el presente y, en lo posible, prever, o al menos estar preparado para afrontar, el futuro, cada vez más incierto. Sin duda, su condición actual como presidente de la RAMSA lo lleva a considerar especialmente la crónica o historia de nuestra Academia, de la que existen, por su contemporaneidad y documentación, suficientes datos para su análisis, exposición de hechos y testimonios de espléndidas realizaciones. Estos constituyen las bases que han contribuido a la brillante etapa actual, en la que, con admirable espíritu de renovación y de esforzada dedicación, la RAMSA está cumpliendo con las funciones que la ciencia y la sociedad le demandan. A este respecto, las múltiples actividades que está desarrollando (conferencias, cursos, convenios, publicaciones,etc.), tienen como objetivos finales promocionar y mantener la salud y salvar vidas, dentro del marco de la bioética.

Permítanme un comentario sobre la inscripción que figura en el dintel del Aula de Francisco de Vitoria, dedicada, en sus tiempos, a la enseñanza médica. He de confesar que siempre me ha resultado un tanto críptica y misteriosa, quizás porque estaba influenciada por el espíritu de la medicina de aquel momento. Ahora, cuando he vuelto a repasarla en el texto, me he detenido en la frase: *Corpora ut animae inhabitent suavis* 'para que los cuerpos pudieran ser habitados más placenteramente por las almas', y me he preguntado si el autor no estaría refiriéndose a lo que ahora entendemos por estado de salud y que, siglos después, la Organización Mundial de la Salud (OMS) definiría como: «Bienestar físico, psíquico y social, y no solo como la ausencia de enfermedad».

Finalmente, deseo agradecer al Prof. Lozano la invitación para escribir este prólogo, deferencia que, sin duda, responde a nuestra ya antigua relación universitaria, académica y personal. En sus comienzos éramos dos jóvenes, alumno y profesor; ahora, que han pasado cinco décadas, el Prof. Lozano, tras una brillante carrera, es el prestigioso presidente de la RAMSA, y quien esto escribe, lo hace, jubilosamente, como académico de número de nuestra institución.

ALBERTO GÓMEZ ALONSO

Preámbulo

En nuestra opinión conocer y analizar la evolución histórica experimentada por las Academias es fundamental para comprender y reflexionar sobre su momento actual, y también para prever su futuro. Parece acertada la sentencia que «El presente no puede ser comprendido más que a través del esclarecimiento del pasado» (Goethe).

Las Academias Médicas, como toda institución, están sometidas a cambios. En las últimas décadas el avance científico y tecnológico experimentado por la medicina ha sido simplemente espectacular y fascinante. Y, al tiempo, ha cambiado su enseñanza y práctica, como ha cambiado la sociedad a la que se debe. Los actuales conocimientos y técnicas en biomedicina son el resultado de observaciones y experiencias de años, producto de actitudes condicionadas por los cambios científicos, sociales y económicos. De aquí que el futuro es inimaginable, como inimaginable sería para los antiguos académicos la actual situación de la sociedad, la medicina y sus Academias.

La Real Academia de Medicina de Salamanca (RAMSA), desde el punto de vista histórico, es una corporación muy joven. No obstante, pasados 50 años de su existencia, podemos afirmar que los valores que representa están fuertemente consolidados y, aunque es una corporación totalmente independiente, también sabe trabajar con otras instituciones afines (universidad, colegios médicos, instituciones locales, etc.) para mejorar la vida de sus ciudadanos. Esta situación es el reflejo de las misiones y de los fines que nuestros antepasados nos han transferido.

En este contexto, parece obligada la búsqueda de precedentes. Conocer la existencia de Academias Médicas salmantinas previas a la RAMSA también nos permitirá comprender sus valores y actividades. Solo así podremos continuar, mejorar y escribir en el futuro otro capítulo de la RAMSA acorde con la misión que le corresponde. Dicho de otro modo, tener mayor conocimiento de esas desconocidas Academias, aunque de breve duración temporal, debe servir de estímulo para continuar y mejorar el legado recibido.

Para realizar esta pequeña monografía, hemos necesitado colaboración. Por ello, nuestro sincero agradecimiento a todos aquellos que nos han ayudado, de manera muy especial a Teresa Zúñiga Vicente (documentalista de la Biblioteca de la Facultad de Medicina de la Universidad de Salamanca), Máximo Puertas Martín (director técnico del Colegio Oficial de Médicos de Salamanca), Jacobo Sanz Hermida (director de Ediciones Universidad de Salamanca), y a M.ª Cristina Vicente López (directora del Archivo Histórico Provincial de Salamanca).

Muchos son los académicos de la RAMSA que nos han mostrado su apoyo y afecto; ello indudablemente ha supuesto el principal aliciente para realizar el presente trabajo. Agradecer, de forma significativa, al profesor Alberto Gómez Alonso (académico de número de la RAMSA) su disponibilidad para hacernos llegar tan locuaz y brillante prólogo.

Obligatorio es ser agradecido con la Diputación Provincial de Salamanca, especialmente con D. David Mingo Pérez (vicepresidente primero de esta y delegado del área de cultura y relaciones institucionales), y con su servicio de publicaciones, quienes tan amablemente han esponsorizado y aportado ideas, sin lo cual sería imposible esta publicación. También felicitamos a la editorial por su profesionalidad en la edición y elegante presentación del libro.

Finalmente, decir que este libro, a la vez que hace justicia con todas las Academias Médicas salmantinas, muchas de ellas olvidadas, deseamos sea del agrado de los actuales académicos y otros colegas médicos, y desde aquí les pido su indulgencia para con este servidor que solo es un aficionado a la historia.

Francisco S. Lozano Sánchez
Presidente de la RAMSA
Salamanca, junio 2024

Nota del autor

Para obtener información y poder redactar este manuscrito, hemos tenido que acudir a diversas fuentes. Desafortunadamente, salvo casos aislados, no hemos podido acceder a los estatutos o reglamentos de las diferentes Academias analizadas.

Puesto que la bibliografía (artículos, libros, etc.) sobre el tema que nos ocupa es muy escasa, hemos tenido que recurrir con frecuencia a la información periodística a través de la hemeroteca virtual (http://prensahistorica.mcu.es).

Efectivamente, la prensa general, y en el mejor de los casos especializada (revistas médicas locales), ha sido una de las bases para el presente trabajo. Somos conscientes de las debilidades que aportan las reseñas periodísticas en sí mismas, muchas veces breves, dispersas, poco técnicas y redactadas en un lenguaje barroco propio de la época.

A pesar de ser reseñas más próximas al genero periodístico, no por ello dejan de ser las crónicas exponentes de una realidad. Presentan interés y rigor a la hora de conocer la actividad de estas instituciones, y, una vez ordenadas en el tiempo, todas las reseñas nos permiten conocer el alcance de las academias analizadas.

I. Introducción

Hace pocos años, la Real Academia de Medicina de Salamanca (RAMSA) celebró su medio siglo de existencia (1971-2021), y meses después presentó a la ciudad y a la comunidad médica un libro conmemorativo del referido aniversario[1]. Ese libro histórico recoge el pasado, presente y futuro de la citada corporación, pero en ninguno de sus 12 capítulos y 2 anexos presenta o comenta la existencia de Academias Médicas salmantinas previas (Figura 1).

La presente publicación tiene como objetivo intentar remediar ese importante y olvidado aspecto. Importante por tratarse de los precedentes, y olvidado porque, salvo en la prensa local (general y/o especializada-médica) de la época, es raro encontrar referencias al respecto. Por ello, esta monografía tiene tanto de pesquisa como de revisión. Finalmente, es de justicia reflejar la historia, los logros y las vicisitudes de las diversas academias que nos precedieron (Tabla 1).

Tabla 1. Academias Médicas en Salamanca (1749-2015)

FECHA	DENOMINACIÓN	PRIMER PRESIDENTE
1749	Academia Universitaria de Medicina	ND
1877	Academia Tocológica (Obstétrica) Escolar	Sr. Hernández
1884	Academia de Medicina y Cirugía de Salamanca	Ramón Carranza
1886	Academia Escolar de Medicina	Sr. López Campello
1903	Academia Médico Escolar de Salamanca	José Carlos Herrera
1904	Academia Médico-Farmacéutica de Salamanca	Angel Núñez Sampelayo
1927	Academia Médico Escolar de Salamanca	Darío Carrasco
1971	Real Academia de Medicina de Salamanca	Fernando Cuadrado
1972	Academia de Cirugía de Salamanca	Santiago Tamames
2015	Academia de Alumnos Internos de Medicina	Raúl Antúnez-Conde

ND, No disponible.

---

1   Gutiérrez Rodilla, BM (coordinadora). Real Academia de Medicina de Salamanca. *Historia de la RAMSA. 50.º Aniversario (1971-2001)*. Ediciones Universidad de Salamanca. Salamanca. 2023.

II. Las Academias. Concepto y antecedentes históricos

Academia, del latín *Academia*, y este a su vez del griego Ακαδημία – Akademía, es un término que se refiere a diversas instituciones culturales o educativas. La Real Academia Española (RAE) la define como sociedad científica, literaria o artística establecida con autoridad pública y como establecimiento docente público o privado de carácter profesional, artístico, técnico o simplemente práctico, además de identificar el término con la reunión de sus componentes (los académicos) y con el edificio en que se ubica[2]. El mismo diccionario de la RAE define las disciplinas académicas como los distintos campos del saber que se investigan y se enseñan en el ámbito universitario. Así, se define, conceptualmente las Academias de Medicina como foro institucional en el que, con debate informado, hay una crítica discusión de los avances científicos y médicos, renovación de conocimientos con su difusión y aplicación práctica, incluyendo una formación avanzada, que constituyen la base principal para una medicina basada en la evidencia científica.

Las Academias han tenido una larga evolución a lo largo del tiempo, siempre ligada al conocimiento. Como señalan Tárraga y cols.[3], podemos resumir sus antecedentes en tres momentos históricos:

Antigüedad: en la Grecia clásica el término *Academia* corresponde al nombre de un jardín cercano a Atenas y legado por Academo (héroe de la mitología griega) para que se convirtiera en lugar de reunión ciudadana con fines civiles y religiosos. Posteriormente pasó su nombre a la escuela de Platón, que escogió ese lugar, para reunirse con sus discípulos e impartir allí sus enseñanzas (Figura 2).

---

2   Real Academia Española. *Diccionario de la lengua española* (23 edición).
3   Tárraga López, PJ, Solera Albero, J y Arjona Laborda, E. De las Reales Academias de Medicina del siglo xviii a las Academias de Medicina de Castilla la Mancha del siglo xxi. *Journal of Negative & no Positive Results*, 2020;5 (2):141-155.

En la Antigüedad existían otras instituciones semejantes, como el Liceo aristotélico o la escuela de Adriano, denominada Ateneo, pero ninguna se denominó *Escuela de Atenas,* título de una de las obras maestras de Rafael Sanzio, ubicada en una de las estancias del Vaticano, en la que se representa a los sabios de la Antigüedad (1510-1512) (Figura 3). La Academia platónica y las demás instituciones culturales de la época fueron consideradas paganas por los cristianos y subsistieron hasta el año 529, cuando el emperador Justiniano ordenó su clausura.

Edad Media: la palabra *academia* pasó a designar a los estudiantes que se reunían con sus profesores en un determinado lugar (*Schola* o *Studium*). El poema goliardesco *Gaudeamus igitur*, convertido en himno universitario, incluye un explícito *vivat academia*.

Renacimiento: Cosme de Médicis funda una nueva Academia platónica florentina (1440). A partir de ella se difundió la idea de *Academia* como institución cultural y humanística. Estaba fuera de la universidad, acrecentada por el inicio de la revolución científica del siglo xvii: Academia Linceana (Roma 1603), Academia del Cimento (Florencia 1657), Royal Society (Londres 1660), Academia de las Ciencias Francesa (París, 1666), Academia de la Arcadia (Roma 1690), etc. Tanto Francia como Italia servirían de modelo para que las Academias florecieran en el siglo xviii, y en otros países como Alemania o España.

La evolución política y científica a finales del xviii y principios del xix afectó positivamente a las Academias ya existentes o que iban a crearse, y todas tomaron una mayor conciencia de su compromiso social. En la España del Siglo de Oro y posteriores, florecieron numerosas academias literarias, de artes o científicas, entre ellas la Real Academia de Medicina y Cirugía de Sevilla (1700) (Figura 4).

Universidades, Academias y Sociedades Científicas[4]

Mientras el origen de las universidades europeas se remonta a la Edad Media (Bolonia, 1088), las Academias y sociedades científicas son instituciones representativas de la Ilustración. Efectivamente, en el siglo xviii, la novedad en el campo de la medicina la constituye la creación de centros docentes no universitarios; los Colegios de Cirugía (actualmente desaparecidos) y las Academias y las sociedades científicas también se ocuparán de difundir los saberes médicos.

En España, el fenómeno de las Academias y de las sociedades científicas tiene su origen en el movimiento Novator y en la Ilustración. Las Academias comenzaron siendo tertulias cultas y acabaron como instituciones formales. Surgieron para paliar las deficiencias que presentaban las instituciones universitarias, demasiado ancladas en el pasado. De hecho, las Academias se desarrollaron en el momento en el que surge la profesión de científico, así en ciertos países, como Inglaterra, las Academias y Sociedades impulsa-

---

4   Lozano Sánchez, F. Universidades, academias y asociaciones científicas *Salamanca médica* 2023;78:46.

ron la investigación y la educación científica y técnica, para compensar el hecho de que las universidades no estaban por la labor de participar e implicarse en esas actividades. No obstante, con el transcurso del tiempo, las citadas instituciones centraron mejor sus misiones, perfilaron sus objetivos y, en cierto modo, se fueron complementando.

También las Sociedades Científicas Médicas surgieron como corrillos de amigos que periódicamente deseaban intercambiar información profesional, y posteriormente evolucionaron a asociaciones en las que sus componentes no solo compartían experiencias, sino que también encontraron un lugar donde defender sus intereses profesionales.

En las primeras décadas del siglo XXI, el papel de las universidades, academias y sociedades científicas es bien diferente al de tiempos pasados. Actualmente, en las academias no se realiza investigación, aunque si se promueva (becas, premios, etc). En este contexto, lo común a universidades, academias y sociedades es el debate y la transmisión del conocimiento, lo cual permite el diálogo entre docentes, investigadores y profesionales, e incluso con la sociedad a la que se deben. El asesoramiento a las autoridades sanitarias en la organización, el desarrollo y la evaluación de la calidad asistencial es otro aspecto destacado de estas instituciones.

III. Origen de las Academias Médicas en España. Siglo XVIII

En 1693 o 1697 un joven médico (Juan Muñoz y Peralta, Arahal, Sevilla c. 1655 - Madrid 1746), descontento con los anticuados métodos docentes universitarios, renuncia a su cátedra en la Universidad de Sevilla y funda la Venerada Tertulia Hispalense (Figura 5). Esa postura rebelde es el origen de la Regia Sociedad Médica de Sevilla, cuyas primeras ordenanzas aprobó Carlos II en 1700. En cualquier caso, estamos hablando de la primera academia médica de Europa y, por tanto, de España.

La muerte sin sucesión de Carlos II, y la guerra dinástica a la que dio origen, incrementó la grave crisis social de las décadas de finales de siglo XVII. Posteriormente el pensamiento ilustrado que introduce la política borbónica inspira en cerrados círculos sociales la labor de las tertulias.

Con el ejemplo sevillano y el devenir del siglo XVIII se crearon más instituciones académicas (Madrid, 1732; Barcelona, 1770). Academias o tertulias médicas también se fundaron en Cartagena (1740), Jaén (1756), Málaga (1757), Cádiz (1785), Valladolid (1794) o Palma de Mallorca (1788)[5]; algunas universidades castellanas como Valladolid (1731) y Salamanca (1749) fundaron organizaciones similares, si bien, en opinión de Granjel «no pueden ser realmente equiparadas a las Academias pues en ellas lo que se pretendía era facilitar el aprendizaje de las exposiciones y disputas, finalidad bien alejada de los propósitos que buscaron cumplir las instituciones médicas no universitarias».

---

5   Granjel LS. La Medicina española del siglo XVIII (Vol. IV). En la *Historia General de la Medicina Española*. Salamanca, Universidad de Salamanca, 1979. En el capítulo III, existe un apartado que trata sobre las Academias Médicas (pp. 63-69).

Origen de la Real Academia Nacional de Medicina

Como en otros focos culturales y científicos del país, a principios del siglo xviii (en 1732) surge en Madrid una tertulia de médicos, cirujanos y farmacéuticos. El ejemplo de la Regia Sociedad Médica de Sevilla fue imitado en Madrid por José Hortega y otros profesionales médicos, cirujanos y los denominados curiosi.

José Arcadio Hortega Hernández (Añover de Tajo, Toledo 1703 – Madrid 1761), fue un farmacéutico (o boticario) que a su vez era miembro de la Regia Sociedad Médica de Sevilla y desde 1732 examinador del Real Protomedicato. Fue miembro de la Academia de Ciencias de Francia (1753) y de la Royal Society (1753).

Hortega (u Ortega) y otros contertulios suyos crearon en 1732 una tertulia, con el nombre de Tertulia literaria Médica-Chymica-Physica[6].

Los tertulianos se reunían periódicamente, a última hora de la tarde, en la biblioteca (o rebotica) de la Oficina de Farmacia de D. José Hortega Hernández (calle Montera n.º 19); allí conversaban informalmente acerca de las últimas novedades médicas, quirúrgicas y farmacéuticas. El primer presidente de dicha tertulia fue José Corralón, quien adjudicó a José Hortega el puesto de secretario y posterior secretario perpetuo[6].

A esta tertulia informal, el 12 de julio de 1733 se otorgó carácter oficial, con la denominación de Tertulia Literaria Médica (Figura 6). Un año más tarde, el 12 de agosto de 1734, da lugar, por modificación de sus primeros estatutos, a su conversión en Academia Médica Matritense, aprobada por Real Decreto de Felipe V (Figura 7). La Tertulia, ya convertida en Academia, logró en 1738 la protección real. Su primer presidente perpetuo fue el médico, nacido en Italia, Giuseppe Cervi y Grasico, que con anterioridad había sido presidente de la Regia Sociedad Médica de Sevilla[6].

Con estos datos preliminares, transcurrieron los años y siglos, no sin numerosas vicisitudes. Destacamos, por ser los más llamativos, la búsqueda de un emplazamiento para la casa de la Academia, la regulación de la Academia de distrito promulgada en 1831, la disolución de la Reales Academias en 1936 (decreto del Gobierno de la República, que firma D. Manuel Azaña), la sede de San Sebastián en 1937-38, o la restauración de la Real Academia el 6 de enero de 1938 –en acto celebrado en el paraninfo de la Universidad de Salamanca, donde también se crea el actual Instituto de España, que incluye a todas las Reales Academias del Estado)[6]. Actualmente la denominación es Real Academia Nacional de Medicina de España (RANME), y tiene su sede en un esplendoroso edificio situado en la calle de Arrieta, n.º 12 de Madrid.

Con motivo de conmemorar el segundo centenario de la fundación, la Academia Nacional de Medicina instaló una lápida en la casa y botica de D. José Hortega Hernández, cuya inauguración tuvo lugar el 13 de septiembre de 1934 (Figura 8).

---

6 Granjel LS. *Historia de la Real Academia Nacional de Medicina*. Ed. RANM. Madrid 2006.

Real Academia de Medicina de Castilla la Vieja

Zapatero Ballesteros[7], en su investigación acerca de la Real Academia de Medicina y Cirugía en Castilla, da como válido para su creación el año de 1731, con el nombre inicial de Academia de Medicina Práctica y, un siglo más tarde, en 1831, pasó a ostentar la distinción de Real Academia de Medicina de Castilla la Vieja, por decreto de Fernando VII (Figura 9). Como vemos, las Academias históricas, en un momento de su evolución, incorporan el título de Real.

Estos son los inicios de la actual Real Academia de Medicina y Cirugía de Valladolid; por tanto, la Real Academia de Medicina de Madrid es la tercera en cronología. Su primer presidente fue el cirujano Bernardino Ulloa (Cisneros, Plasencia), catedrático de Cirugía en 1728. Como vemos, al amparo de la universidad vallisoletana, como sucederá con la salmantina, se instalan las Academias, y sus cargos directivos están vinculados generalmente a los catedráticos de distrito.

Primera Academia salmantina

Las Academias tuvieron tradición e importancia docente en muchas universidades españolas del siglo XVIII, entre ellas las de Salamanca o Alcalá. Tenían su sede en las facultades universitarias mayores, como Medicina[8]. La Academia de Medicina actuó en Salamanca desde 1749, y era ante todo un lugar de preparación y adiestramiento de los estudiantes en la disputa y argumentación. La Academia, aunque integrada en la institución universitaria, tenía cierta autonomía respecto de la universidad[9].

La actividad principal de la Academia consistía en formar estudiantes, para ello disponían de un método que combinaba la preparación de un tema por un bachiller con la disputa (debate). En la real provisión de 3 de agosto de 1771, en que se aprueba el plan de estudios de la Universidad de Salamanca, el fiscal no introdujo cambios al respecto y se limitó a describirlo someramente.

Los actos académicos se celebraban los domingos, en el General de Medicina (actual aula Dorado Montero de las Escuelas Mayores) (Figura 10), duraban tres horas, y eran dirigidos por un catedrático de Medicina, quien, previamente, preparaba el acto en su totalidad: elegía el tema, el ponente (estudiante de cuarto curso) y los discursores. En la actualidad, la presentación y defensa de una tesis doctoral sigue similares parámetros.

---

7   Zapatero Ballesteros E. *Historia de la Real Academia de Medicina y Cirugía de Valladolid*, 1950.
8   Peset M, Peset JL. *Lecturas de extraordinario y academias*. En el capítulo «Reformas ilustradas del siglo XVIII». En *La Historia de la Universidad de Salamanca* (Coord. Luis E. Rodríguez-San Pedro Bezares). I. Trayectoria y Vinculaciones. Ediciones Universidad de Salamanca, Salamanca 2002;183-185.
9   Carreras Panchón A. «La Medicina. Siglos XVI-XIX». En *La Historia de la Universidad de Salamanca* (Coord. Luis E. Rodríguez-San Pedro Bezares). III.1. Saberes y confluencias. Ediciones Universidad de Salamanca, Salamanca 2006;314-316.

Esta introducción al origen de las Academias Médicas en España permite reflejar cómo en Salamanca, ya a mediados del s. xviii, se crea una inquietud por las Academias como institución. Luego veremos que las diferentes academias con sede en Salamanca siempre estuvieron vinculadas con, asociadas a o influenciadas por la universidad salmantina.

IV. La actividad médica y académica en Salamanca durante el siglo xix

L a Universidad de Salamanca del siglo XIX, en palabras de Granjel, se encontraba totalmente «desamparada por parte del Estado». En 1857, nuevas leyes sustrajeron dos de sus cinco Facultades (Medicina y Ciencias), y se perdió pocos años después también la Facultad de Teología (1869). ¡La Universidad de Salamanca, por entonces seis veces centenaria, pudo desaparecer!

Efectivamente los estudios oficiales de Medicina en la Universidad de Salamanca fueron suspendidos por la denominada Ley Moyano (una ley reguladora de la enseñanza, promovida por Claudio Moyano). A pesar de ello, o quizás por ello, diez años después, se creó la Facultad Libre de Medicina de Salamanca (1868-1903)[10]. Los estudios médicos fueron restablecidos por una junta revolucionaria en octubre de 1868, presidida por Tomás Rodríguez Pinilla, con el apoyo económico primero por parte de la Diputación de Salamanca (hasta 1875) y posteriormente por el Ayuntamiento de Salamanca (1875-1903)[11]. Así, y con momentos no exentos de dificultades, llegamos a 1904, cuando los estudios médicos de la Universidad de Salamanca recuperan su condición de centro universitario estatal[12].

---

10   Granjel, LS. *La Facultad Libre de Medicina de Salamanca (1868-1903)*. Salamanca: Centro de Estudios Salmantinos, 1989. En esta monografía, Granjel, mediante una intensa investigación en el archivo de la Universidad de Salamanca y en la prensa local de la época, permite que hoy podamos conocer con bastante lujo de detalles cómo transcurrieron esos atípicos estudios de Medicina.

11   Puertas, M. *Los médicos que reactivaron la desaparecida Facultad de Medicina*. Salamanca Médica 2004;7:46-48.

12   Granjel, LS. *Los estudios de Medicina en Salamanca*. Ensayo histórico. Salamanca: Real Academia de Medicina de Salamanca; 1989. Esta monografía se puede considerar continuación de la titulada *La Facultad Libre de Medicina de Salamanca (1868-1903)*, del mismo autor.

A pesar de la referida orfandad estatal, Salamanca, durante las últimas décadas del siglo XIX, estaba muy viva científica e intelectualmente y en al ámbito médico lo demuestran dos hechos bien resaltados por Granjel[13], como son la existencia de:

a) Un activo periodismo médico local.

b) La creación de Academias Médicas, con sede en Salamanca.

Con respecto al periodismo médico local, citar la revista *Correo Médico Castellano*, que se publicó en Salamanca desde 1885 y de la que fueron directores fundadores Juan Alvarado Gómez y José López Alonso (Figura 11). En ella colaboraron numerosos profesionales médicos, muchos de ellos pertenecientes al claustro de la Facultad Libre de Medicina de Salamanca. Anticipamos que dicha publicación fue el órgano de expresión oficial de la Academia de Medicina y Cirugía de Salamanca que luego expondremos y que uno de sus directores fue a su vez el secretario-general de la citada Academia[14].

La vida del *Correo Médico Castellano*, de aparición quincenal, aunque útil, fue muy corta. Su ausencia fue suplida con la aparición, en 1895, de *La Regeneración Médica*. Se trataba de una revista de aparición bimensual, creada por el Colegio de Médicos de Salamanca, como indica su cabecera, de la que inicialmente también fue director el Dr. López Alonso hasta 1897, cuando fue sustituido por el Dr. Celestino M. de Argenta. La vida de esta segunda revista médica también fue breve, y coincidió su desaparición con la imposición del Colegio Médico Oficial, que inicia su presencia en la vida de los médicos salmantinos en 1899[15].

Con respecto al segundo punto, tema central que nos ocupa, resaltar que en 1884 se funda en Salamanca la Academia de Medicina y Cirugía de Salamanca (AMCSA), como bien recoge la prensa local no especializada de la época[16]. Esta Academia médica salmantina realizó, como luego comentaremos, una importante y activa labor durante el bienio 1884-85.

Con anterioridad, y durante los años 1876 y 1877, existió una Academia Tocológica Escolar y en 1886 se creó la Academia Escolar de Medicina[17], que posteriormente también trataremos.

---

13 Granjel, LS. *La Facultad Libre de Medicina de Salamanca (1868-1903)*. Salamanca: Centro de Estudios Salmantinos, 1989. En las pp. 16-17 nos presenta la Salamanca del fin del siglo XIX, en lo referente a la medicina.

14 Martín Rodrigo, R. «El doctor José López Alonso. Del cólera a su prolífica labor como escritor. Maestros con historia». *Salamanca Médica* 2007;23:29-31.

15 «Efemérides. 120 aniversario del Colegio de Médicos. 120 años de lucha por una Medicina ética y reconocida». *Salamanca Médica* 2004;7:50-53.

16 *El Progreso*, 22 de octubre de 1884. p.1.

17 Granjel, LS. *La Facultad Libre de Medicina de Salamanca (1868-1903)*. Salamanca: Centro de Estudios Salmantinos, 1989. En la pp. 16 cita «durante los años 1876 y 1877 existió una Academia Tocológica Escolar y en 1886 se creó la Academia Escolar de Medicina…». De ambas hemos encontrado referencia adicional.

En este contexto, debemos diferenciar las Academias Médicas propiamente dichas (de profesionales, científicos, etc.) de aquellas apellidadas Escolares, donde los protagonistas también académicos eran los estudiantes universitarios (nota a pie de página)[18].

---

18   Alejo Montes, FJ, Rodríguez García MC. *Los estudios de la Facultad de Medicina en la Universidad de Salamanca de finales del siglo xvi*. Espacio, Tiempo y Forma, Serie IV, H. Moderna, t. 7, 1994:37-50.

Lectio, repetitione y *disputatio* (métodos escolásticos) constituyeron formas de enseñanza teórica de la medicina durante siglos en la Universidad de Salamanca. La disputatio consistía en cuestionar públicamente puntos controvertidos del temario y servía para que los estudiantes se ejercitasen en la dialéctica y diesen prueba de los conocimientos adquiridos. Estas tenían lugar periódicamente y eran presididas por profesores, quienes solían elegir el tema. Un estudiante se encargaba de presentarlo y de responder a las objeciones. Al acto solía asistir numeroso público, compuesto por profesores y alumnos; los doctores no podían concurrir de oficio en la disputa, pero podían intervenir, como el resto de los asistentes, con preguntas y argumentaciones (12, 18).

V. Academia Tocológica (Obstétrica) Escolar de Salamanca

Granjel refiere que entre 1876 y 1877 existió en Salamanca la denominada Academia Tocológica Escolar[19]. Sin embargo, cuando acudimos a la hemeroteca (fuentes periodísticas de la época), para verificar ese hecho y obtener más información, encontramos en los primeros números del *Eco del Tormes* (revista semanal científico-literaria), publicada en Salamanca, lo siguiente[20]:

En el 21 de enero 1877 (año I, n.º 1, p. 8): «Parece que en el Hospital se formará en breve una Academia de Clínica, Obstetricia y Patología. El 13 tuvo lugar la primera reunión, en la que se nombró la juta directiva». La noticia no aporta los nombres que forman dicha junta.

El 28 de enero (año I, n.º 2, p. 16): «El 19 se inauguró la Academia de Obstetricia y enfermedades de mujeres y niños». En el acto leyó un discurso el profesor de Patología de la misma, D. Ángel Núñez Escarpizo, sobre la importancia de la asignatura y los grandes beneficios que la Academia puede reportar (Figura 12).

En los números posteriores (meses de febrero, marzo y abril de 1977), la sección miscelánea, refleja el título de la sesión científica semanal que se impartió, y el nombre de los ponentes e incluso de aquellos que participaron en la discusión del tema impartido. A partir del primer número de mayo (día 6), las noticias al respecto desaparecen.

---

19   Granjel, LS. *La Facultad Libre de Medicina de Salamanca (1868-1903)*. Salamanca: Centro de Estudios Salmantinos, 1989. p. 16.
20   *El Eco del Tormes*, 1877.

El 13 de enero de 1878, se informa de que la Academia Tocológica Escolar reanuda sus actividades científicas bajo la presidencia del Sr. Hernández y de los académicos honorarios Sres. Hoyos y Núñez Sampelayo[21].

---

21   *El Eco del Tormes*, 13 enero 1878. p. 2. Referir que Domingo Hoyos y Hoyos (Clínica Obstétrica) y Ángel Núñez Sampelayo (Obstetricia, Ginecología y Enfermedades de los niños) eran profesores responsables de las citadas asignaturas, en la Facultad Libre de Medicina de Salamanca, desde su creación el 6 de mayo de 1869 (primer claustro médico).

VI. Academia de Medicina y Cirugía de Salamanca

La Academia de Medicina y Cirugía de Salamanca se fundó en 1884, como bien recogió la prensa local general y/o especializada en medicina de la época.

En 1884, aparece en Salamanca un nuevo periódico: *El Progreso* (periódico político bisemanal, como define su cabecera). Pues bien, el 21 de mayo de 1884 (Año I, n.º 9 del citado periódico), una escueta reseña informa de que el Dr. Ramón Carranza Ibáñez tiene la iniciativa de organizar una Academia de Medicina y de que el 22 de mayo se celebrará una junta preparatoria con «los que están conformes con tal laudable pensamiento». «¡Adelante, salmantinos, Adelante!, ¡Ese es nuestro camino!», finaliza la nota por parte del periodista[22]. El Dr. Carranza, desde 1879, tenía la cátedra de obstetricia de la Facultad Libre de Medicina de Salamanca[23].

A las 12.00 h del 22 de mayo, en el Ateneo salmantino, numerosos médicos (doctores y licenciados) de Salamanca, acordaron constituir una Academia de Medicina. Se nombró entonces una comisión compuesta por los Sres. Nicolás Iglesias Crego, Lucas García Martín, Manuel Elena, José Luis Muñoz, Indalecio Cuesta, José López Alonso y José de Bustos, a la que se encargó hacer un reglamento que sirviera de base para la organización de la futura Academia[24]. Según la nota de prensa, en dicho acto reinó la armonía y el entusiasmo. Un mes después la prensa informaba: «Ha sido aprobado el proyecto de Bases de Reglamento de la Academia»[25].

---

22   *El Progreso*, 21 de mayo de 1884. p. 3.

23   Granjel, LS. *La Facultad Libre de Medicina de Salamanca (1868-1903)*. Salamanca: Centro de Estudios Salmantinos, 1989. En las pp. 28-33 se presentan los nombres del primer claustro médico de la Facultad Libre de Medicina de Salamanca –5 de mayo de 1869–, donde figura como primer decano, D. Pedro Sánchez Llevot, así como las sucesivas modificaciones (cátedras y responsables).

24   *El Progreso*, 25 de mayo de 1884. p. 3.

25   *El Progreso*, 25 de junio de 1884. p. 3.

El 29 de junio aparece otra importante notificación referente a los nombres de la primera Junta de Gobierno de la nueva Academia. Presidente: D. Ramón Carranza Ibáñez; Vicepresidente: D. Ángel Villar y Macías; Censores: D. José Esteban Lorenzo, D. Ángel Núñez Sampelayo y D. José Luis Muñoz; Secretario General: D. José López Alonso; Vicesecretario: D. Enrique Madrazo Villar, y Tesorero-Bibliotecario: D. Juan Alvarado Gómez (Tabla 2). También se acordó conferir la presidencia honoraria al decano de la Facultad de Medicina: D. Pedro Sánchez Llevot (Figura 13); hacer órgano de la Academia al Correo Médico Castellano (director-propietario: Dr. López Alonso), y se encargó al Dr. Carranza Ibáñez la redacción y lectura del discurso inaugural[26].

Tabla 2. Académicos responsables de la Academia de Medicina y Cirugía de Salamanca (1884-1888) y su correlación como profesor en la Facultad Libre de Medicina de Salamanca (1868-1903)

ACADÉMICO	ACADEMIA DE MEDICINA	FACULTAD DE MEDICINA (USAL)
Nombre y apellidos	Posición (año)	Responsable (año)*
Primera Junta Directiva		
Ramón Carranza Ibáñez	Primer presidente (1884)	Obstetricia (1879)
Ángel Villar y Macías (1)	Vicepresidente (1884)	Medicina Legal (1869)
		Higiene (1869)
José Esteban Lorenzo	Censor (1884)	Clínica Quirúrgica (1869)
		Segundo Decano (1894)
Ángel Núñez Sampelayo	Censor (1884)	Obstetricia y Ginecología (1869)
José Luis Muñoz (2)	Censor (1884)	Higiene (1890)
José López Alonso	Secretario General (1884)	Clínica Médica (1895)
Enrique Madrazo Villar	Vicesecretario (1884)	Pediatría (1887)
Juan Alvarado Gómez (3)	Tesorero-bibliotecario (1884)	Nunca fue profesor
Sucesivas presidencias		
Ángel Villar y Macías	Segundo presidente (1884)	Medicina Legal (1869)
		Higiene (1869)
Marciano de Nó y Alonso	Tercer presidente (1885)	Clínica Médica (1869)
Pedro Sánchez Llevot (4)	Presidente honorífico (1884)	Anatomía (1869)
		Primer Decano (1869)

(1) Presidente de la Diputación Provincial; miembro de la diputación del Hospital de la Santísima Trinidad.
(2) Presidente del Colegio de Médicos de Salamanca (1894).
(3) Práctica privada (Oftalmología). Coeditor, con López Alonso, del Correo Médico Castellano (1884).
(4) Primer Presidente del Colegio de Médicos de Salamanca (1894).
*Notas tomadas de Granjel, LS. La Facultad Libre de Medicina de Salamanca (1868-1903). Salamanca: Centro de Estudios Salmantinos, 1989.

Menos de un mes después, el 23 de julio, aparece una sorprendente pero escueta información que dice: «El presidente de la Academia de Medicina D. Ramón Carranza Ibáñez ha presentado la renuncia de su cargo, excusando al mismo tiempo, por estimarlo

---

26   *El Progreso*, 29 de junio de 1884. p. 3.

como función aneja a la presidencia, de escribir y leer el discurso inaugural»[27]. No hemos encontrado posteriores noticias que informaran de los motivos de tal renuncia. Lo sustituyó su vicepresidente electo: D. Ángel Villar y Macías (doctor en Farmacia, doctor en Medicina y Cirugía, y licenciado en Ciencias Físico-Químicas. Profesor de la Facultad Libre de Medicina de Salamanca de la asignatura Medicina Legal y Toxicología, y posteriormente de Higiene Privada)[23] (Figura 14).

El 22 de octubre de 1884, *El Progreso* en su primera página recoge con letras mayúsculas la inauguración de la Academia de Medicina de Salamanca[28]. El solemne acto de inauguración y apertura del primer curso de la Academia de Medicina y Cirugía, recientemente fundada en la capital, tuvo lugar a las 12.00 horas del domingo 19 en el paraninfo de la Universidad de Salamanca (Figura 15).

Estaban presentes en el acto, además de los académicos, miembros de las corporaciones locales, de las comisiones del claustro universitario, de la Academia de Legislación, del Colegio de Abogados, de la Escuela de San Eloy, del Colegio de Nobles Irlandeses, etc., y la prensa. Presidió el acto el Excmo. Sr. D. Ángel Villar y Macías (presidente de la Academia), teniendo a su derecha al Gobernador Civil y Alcalde constitucional, y a su izquierda al Senador por la Universidad (Sr. Vázquez de Prada), al decano de la Faculta de Medicina (Sr. Llevot), y al secretario general de la academia (Sr. López Alonso).

Después de los preceptivos discursos inaugurales, también se declaró abierto el curso académico 1884 a 1885. Es de lamentar que no se imprimiera la Memoria leída por el secretario, la cual nos aportaría mucha información.

La Academia Médica salmantina realizó una activa labor durante el bienio 1884-85. Inicialmente la epidemiología del cólera ocupó parte de la actividad académica. Así, el 2 de julio de 1884, el Dr. Carranza, en vista de las noticias sobre el cólera, convoca a la Academia recientemente fundada con el objeto de estudiar seria y concienzudamente las medidas preventivas que adoptar[29]. El 15 de julio, en el salón de actos del Ateneo salmantino, empezaron las discusiones sobre la *Profilaxis del cólera*[30]. Con la renuncia del Dr. Carranza a la presidencia de la Academia, su sucesor, el Dr. Ángel Villar y Macías, continuaría con las reuniones (22, 23, 26, 29 de julio y 1 agosto) sobre la profilaxis del cólera[31]. La importancia del tema llenó hojas enteras de las primeras páginas de los periódicos[32] (Figura 16).

Un resumen, sobre ese debate (profilaxis del cólera) es que ocupó a la Academia seis sesiones, y un total de 14 horas. En las ellas se pronunciaron 12 discursos y 17

27   *El Progreso*, 23 de julio de 1884. p. 2.
28   *El Progreso*, 22 de octubre de 1884. p. 1.
29   *El Progreso*, 2 de julio de 1884. p. 3.
30   *El Progreso*, 16 de julio de 1884. p. 3.
31   *El Progreso*, 27 de julio de 1884. p. 1.
32   *El Progreso*, 3 de agosto de 1884. p. 1-2.

rectificaciones, y otras 17 para tratar alusiones personales[33]. Los señores académicos que tomaron parte en la discusión, y que pasaron a la historia, fueron: Villar y Macías (presidente), Núñez, Muñoz, López Alonso, Elena, Urribarri, García Martín, Hernández, Cuesta, Baz y Requejo.

Pero esa intensa participación de los académicos cambió en poco tiempo. Así, en la crónica de la quincena que habitualmente realizaba el *Correo Médico Castellano*, del 12 de febrero de 1885, la Junta Directiva se quejaba de la escasa asistencia de académicos a los actos científicos: en la última, ¡ocho académicos![34]

El 27 de febrero de 1885, la Academia suspendió sus actividades científicas; el motivo fue el fallecimiento del Dr. Ángel Villar y Macías, su presidente[35]. El 21 de marzo la Academia le rindió merecido homenaje durante una sesión *in memorian* en la que participaron diferentes académicos (Casimiro Baz, José López Alonso, etc.), pero quizás el más elocuente y emotivo fue la intervención de su gran amigo el Dr. Lucas García Martín[36]. Un artículo sobre su figura (incluyendo un grabado), vida y obra fue publicado por López Alonso en el *Correo Médico Castellano*[37].

Dos días después, el 23 de marzo de 1885, la Junta General de Académicos procede al nombramiento del nuevo presidente y vicepresidente de la institución, y resultaron elegidos D. Marciano de Nó Alonso y D. José Esteban Lorenzo respectivamente[38]. Es la tercera presidencia de la institución en apenas un año (Figura 17).

Después de la pausa, por el fallecimiento del presidente, el 14 de abril de 1885, se reiniciaron las sesiones científicas («Naturaleza de la Fiebre Puerperal», dictada por D. Ricardo Petit), y la de ese día se cerró con un discurso del nuevo presidente: D. Marciano de Nó[39]. Resaltar que el Dr. Marciano de Nó fue el responsable de la cátedra de Preliminares Clínicos y Clínica Médica de la Facultad Libre de Medicina de Salamanca desde su fundación –primer claustro del 5 de mayo de 1869– hasta su muerte en 1891.

Es importante señalar que la secretaria de la Academia recibe un escrito, fechado en Valencia el 25 de septiembre de 1885, de contestación por parte del Dr. Ferrán, en el que acepta y agradece el nombramiento de académico honorario por parte de la Academia de

33   *El Progreso*, 10 de agosto de 1884. p. 1. Referir que la ciudad de Salamanca atravesó una epidemia de cólera entre 1885-86. Con anterioridad ya pasó otra de viruela (1882) y con posterioridad la de gripe de 1890.

34   Solano, L. Crónica de la quincena: Languidez de nuestras academias. *Correo Médico Castellano* 12 de febrero de 1885; año II (N.º 15): 66-67.

35   Solano, L. Crónica de la quincena: Academia de Medicina. *Correo Médico Castellano*, 12 de marzo de 1885; año II (N.º 17): 129-130.

36   Solano, L. Crónica de la quincena: Academia de Medicina. *Correo Médico Castellano*, 27 de marzo de 1885; año II (N.º 18):161-162.

37   López Alonso J. Dr. D. Ángel Villar y Macías. *Correo Médico Castellano*, 12 de marzo de 1885; año II (Nº 17): 131-136.

38   *Correo Médico Castellano*, 27 de marzo de 1885; año II (N.º 18):192.

39   Solano L. Crónica de la quincena: Academia de Medicina. *Correo Médico Castellano*, 27 de abril de 1885; año II (N.º 20):227-228.

Medicina y Cirugía de Salamanca[40]. Es el primer académico honorario, a excepción del presidente honorífico del Dr. Sánchez Llevot, del que tenemos constancia (Figura 18).

El 22 de noviembre se celebró la sesión inaugural del curso 1885 a 1886, en cuyo acto el académico de número Dr. D. Antonio Díez González leyó el discurso titulado «Concepto del hombre en el estado actual de la ciencia»[41]. Si bien el acto revistió cierta solemnidad, se notó escaso entusiasmo de los pocos académicos que asistieron; en opinión de Solano (uno de los pseudónimos que, junto a Pozasol, utilizaba con frecuencia el editor de la revista y secretario de la academia José López Alonso), «Fue un acto un tanto glaciar y de funestos resultados para la vida futura de la Academia»[42].

El número, del 28 de febrero de 1886 del *Correo Médico Castellano* vuelve a insistir sobre la «pasividad imperdonable de la Academia de Medicina de la ciudad, … y a cumplir su reglamento que previene en uno de sus artículos la celebración de dos sesiones mensuales por lo menos»[43].

El 16 de diciembre de 1886[44] la prensa local general *El Progreso*, recoge la última actividad científica de la Academia del año 1886 o 1887. En ella se dice que la Academia de Medicina de la ciudad no tardará en celebrar una sesión sobre «La septicemia en cirugía» a cargo del académico de número D. José Luis Muñoz.

El 21 de abril de 1888[45] recogemos una de las últimas noticias, si no la última sobre una actividad científica-pública de la Academia. En ella se dice que la Academia de Medicina de la ciudad impartió, bajo la presidencia del Dr. de Nó, una sesión sobre «Placenta previa» a cargo del Sr. Petit.

Lamentablemente las cosas no transcurrían bien y, así, el 10 de octubre de 1888, podemos leer textualmente: «Malos vientos corren por ahí para la vida de nuestra Academia». ¿Qué otra cosa, más que lástima, merece quien pretende derribar un templo del cual es sacerdote?[46]. Resulta que, según el reglamento de la Academia, la inauguración del curso debería celebrarse dentro de la primera quincena del mes de octubre, y, a la fecha, no se sabía nada al respecto. En este ambiente, se reunió la Junta General de Académicos para acordar todo lo concerniente al estado actual y al porvenir de la institución.

---

40 *Correo Médico Castellano*, 12 de octubre de 1885; año II (N.º 31): 608. Jaime Ferrán y Clúa (Corbera de Ebro 1851-Barcelona 1929) fue un médico y bacteriólogo español que descubrió la vacuna contra el cólera y otras vacunas contra el tifus y la tuberculosis.

41 *Correo Médico Castellano*, 12 de noviembre de 1885; año II (N.º 33):672.

42 Solano, L. Crónica de la quincena: Academia de Medicina. *Correo Médico Castellano*, 27 de noviembre de 1885; año II (Nº 34):675.

43 Solano, L. «Crónica de la decena: Las Sociedades Científicas». *Correo Médico Castellano*, 28 de febrero de 1886; año III (N.º 42):83.

44 *El Progreso*, 16 de diciembre de 1886. p.3.

45 Posazol, L. «Crónica de la decena: Academia de Medicina». *Correo Médico Castellano*, 30 de abril de 1888; año IV (N.º 120):177-178.

46 Posazol, L. «Crónica de la decena: Academia de Medicina». *Correo Médico Castellano*, 10 de octubre de 1888; año IV (N.º 136):435.

A partir del punto anterior, nada más hemos podido encontrar o conocer. La búsqueda de información en diferentes periódicos generales (*El Progreso*, *El Fomento*) y/o médicos (*El Correo Médico Castellano*, *La Regeneración Médica*) editados en Salamanca en los meses y años posteriores no nos ha permitido encontrar nada al respecto, con lo que suponemos que la Academia de Medicina y Cirugía de Salamanca tocó a su fin, después de algo más de 4 años de andadura (mayo 1884-octubre 1888).

VII. Academias Médicas Escolares en Salamanca

Dos precedentes:

- Lo referido en el capítulo III, cuando en la Universidad de Salamanca (1749) se crea una Academia universitaria entre profesores y alumnos.

- Lo expuesto en el capítulo V: Academia Tocológica (Obstétrica) Escolar de Salamanca (1876 o 1877).

PRIMERA ACADEMIA ESCOLAR

En 1886 comienza a funcionar la Academia Escolar de Medicina de Salamanca, en cuyas actividades participaron numerosos profesores de la Facultad de Medicina (Dres. Baz, Esteban Lorenzo, García Martín, López Alonso, Madrazo, Núñez Sampelayo, Urribarri, Villar y Macías, etc.); precisamente una de las primeras conferencias fue impartida por el Dr. José López Alonso, el 1 de mayo de 1886 (Figura 19)[47].

El 5 de diciembre de 1989 se inaugura el año académico, bajo la presidencia del decano de la Facultad de Medicina (Pedro Sánchez Llevot) y el presidente de la Academia (Sr. López Campello)[48]. En 1890 se registraron cuatro sesiones (sobre la fiebre, las supuraciones, el proceso inflamatorio y la difteria)[49].

---

47 López Alonso, J. Conferencia. Academia Médico Escolar de Medicina de Salamanca. *Correo Medico Español*, 10 junio 1986; año III (N.º 52):249-251.
48 *El Adelanto*, 6 diciembre 1889. p. 1-2.
49 *El Adelanto*, 1890.

Segunda academia escolar

En 1903, a punto de llegar el cierre de la Facultad Libre de Medicina de Salamanca (y la apertura de la Estatal), los alumnos de Medicina intentan revitalizar su Academia. Por aquellos años, y a través del decano de Medicina (Prof. Isidro Segovia y Corrales), se convoca a los médicos de la ciudad para intentar fundar una Academia Médico-Quirúrgica[50], de la cual no hemos encontrado posteriores noticias con tal denominación (Figura 20).

En ese contexto, recoge *El Adelanto* de 1 de noviembre de 1903 que «Por iniciativa del infatigable Decano de la Facultad de Medicina, señor Segovia, los alumnos de la misma han fundado una academia para desarrollar y discutir temas de la Ciencias de Hipócrates». La apertura se celebró el 31 de octubre, con la presencia de numerosos profesores y alumnos[51]. Dentro del alumnado la presidencia recayó en D. José Carlos Herrera, alumno de último curso de la carrera[52].

Al margen de las numerosas sesiones científicas (debates) celebradas, es de resaltar cómo esta Academia convocó en abril de 1904 un certamen científico, cuyo jurado estaba compuesto por el claustro de la Facultad de Medicina. Se presentaron nada menos que 28 trabajos, cuyos títulos son muy atractivos y elocuentes[53].

Durante 1905 continuaron las sesiones científicas. Estas siempre eran presentadas por un alumno de Medicina, que actuaba como conferenciante bajo la tutoría de un profesor. La sesión continuaba luego con la discusión del tema por parte de los asistentes y finalizaba con un resumen-conclusión por parte del tutor o del presidente de la reunión.

Ese año se convocó y resolvió el II Certamen Científico. La entrega de estos se celebra solemnemente en el paraninfo de la universidad[54].

Durante el año 1906, y con la finalidad de reorganizarse la Academia, se nombró presiente al Sr. Navarro Moya[55]. En 1907, la presidencia pasó al Sr. García Alonso[56].

En 1907 la Academia Médico-Escolar no dio muestra de vida[57]. Como luego comentaremos, similar situación estaba corriendo su hermana mayor, la Academia Médico-Farmacéutica. Durante 1908, se celebraron de forma esporádica algunas reuniones científicas[58] [59]. En todo 1909, solo una conferencia hemos registrado[60]. En 1910, cierra la *Revista Médica Salmantina*, órgano de expresión de la Academia[61].

---

50   Granjel, LS. La Facultad Libre de Medicina de Salamanca (1868-1903). *Salamanca: Centro de Estudios Salmantinos*, 1989. Pp. 16-17.
51   *El Adelanto,* 1 noviembre 1903. p. 1.
52   *El Adelanto,* 29 noviembre 1903. p. 1.
53   *El Adelanto,* 2 abril 1904. p. 1.
54   *El Adelanto,* 28 abril 1905. p. 1.
55   *El Adelanto,* 1 enero 1906. p. 1.
56   *El Adelanto,* 26 enero 1907. p. 1.
57   *El Adelanto,* 2 enero 1908. p.1.
58   *El Adelanto,* 30 noviembre 1908. p. 1.
59   *Revista Médica Salmantina,* diciembre1908:345-348.
60   *El Adelanto,* 18 febrero 1909. p. 1.
61   Noticias de la redacción. *Revista Médica Salmantina.* Junio 1910;192.

TERCERA ACADEMIA ESCOLAR

El 23 de enero de 1927 la prensa local se hace eco de la llegada a la ciudad del Dr. Gregorio Marañón Posadillo (Madrid 1887-Madrid 1960) con el objeto de impartir una conferencia en el paraninfo de la Universidad de Salamanca y asistir a la inauguración de la Academia Médico-Escolar (24 de enero de 1927) (Figura 21)[62]. Esta nueva Academia Médica la entendemos como refundación de la citada anteriormente, donde en un juego de palabras se intercambia su denominación.

Eran las 6 de la tarde de un domingo cuando, en el paraninfo de la Universidad, y organizado por el Colegio de Médicos de la provincia y por la Academia Médico-Escolar, el Dr. Marañón pronuncia una brillante conferencia sobre estados prediabéticos, no sin antes haber sido perfectamente presentado por el Prof. Agustín del Cañizo García (Madrid 1876-Madrid 1956), en esta época catedrático de Medicina de la Universidad de Salamanca (Figura 22).

A través del discurso de Cañizo, como igualmente recoge la prensa[63], el acto parece tratarse de una refundación de la Academia al referirse este a los alumnos de medicina como «animados de los mejores propósitos han constituido esta Academia que hoy se inaugura» o refiriéndose más tarde a «esta Academia Médico-Escolar que hoy nace y se bautiza con tan buen padrino», en clara referencia al Dr. Marañón. Presidieron el acto, los señores Cimas Leal, presidente del Colegio de Médicos, Marañón, Población, Peralta y Carrasco Pardal, este último presidente del la Academia Médico-Escolar (Figura 23)[64].

Precisamente Darío Carrasco Pardal (Pereruela, Zamora 1905-Salamanca 1977), que en su época de estudiante presidio la Academia Médico-Escolar (1927), cincuenta años más tarde fue nombrado académico electo (24 de junio de 1977) para ingresar como académico de número de la Real Academia de Medicina de Salamanca (RAMSA), si bien no llegó a leer su preceptivo discurso de ingreso por fallecimiento ese mismo año, como recoge el Dr. Tejerizo, académico de número y cronista de la RAMSA[65].

Una última noticia que debemos señalar sobre la Academia Médico-Escolar es la edición de una *Revista-Boletín*, cuya publicación debía ser recogida por los socios en el domicilio social de la Academia (Plaza de los Bandos, n.º 5. Salamanca)[66]. Desafortunadamente no hemos podido tener acceso a ningún número del citado boletín.

---

62   *El Adelanto*, 23.I.1927. p. 1. La noticia que aparece en la portada del periódico, incluye una foto de Dr. Marañón.

63   *El Adelanto*, 25.I.1927. p.3.

64   Martín Rodrigo, R. «Dr. Darío Carrasco Pardal. Maestros con historia». *Salamanca Médica* 2014; 46:56-60.

65   Tejerizo López, JC. *Real Academia de Medicina de Salamanca. Una crónica muy personal*. Gráficas Cervantes. Salamanca, 2006. El capítulo XLII (pp. 311-315), está dedicado a Perfiles: Ilmo. Sr. D. Darío Carrasco Pardal.

66   *El Adelanto*, 1.VI.1927. p. 3.

Cuarta academia escolar

Como apreciamos, las diferentes Academias estudiantiles, a modo río Guadiana, aparecen y desaparecen, como lo demuestra su cuarta y de momento última versión. Nos referimos a la Academia de Alumnos Internos de Medicina de la Universidad de Salamanca, fundada (o refundada) en 2015, y cuyo presidente fue D. Raúl Antúnez-Conde Hidalgo (Zamora 1993 -), un brillante alumno de Medicina que hoy es igualmente un brillante cirujano oral y maxilofacial (Figura 24)[67]. Como fui padrino del acto de dicha Academia en el acto inaugural, puedo decir que en la actualidad esta Academia Escolar presenta muy poca o nula actividad.

---

67   *La Opinión. El Correo de Zamora*, 10.XI.2022.

VIII. Academia Médico-Farmacéutica de Salamanca

Gracias a la prensa general (*El Adelanto* de Salamanca)[68] y/o especializada (*Revista Médica Salmantina*) salmantina de la época, podemos conocer algo de la intrahistoria de la Academia Médico-Farmacéutica de Salamanca. Hay que decir aquí que que la *Revista Médica Salmantina* era el órgano de expresión de la Academia Médico-Farmacéutica de Salamanca (Figura 25)[69].

PRIMERA JUNTA DE GOBIERNO (1904-1905)

La Academia Médico-Farmacéutica surge el 15 de enero de 1904, cuando un gran número de médicos y farmacéuticos de Salamanca constituyen definitivamente la citada Academia[70]. En el mencionado día, y por unanimidad, fueron elegidos los miembros de la Junta Directiva y de las secciones.

Miembros de la Junta de Gobierno: Angel Núñez Sampelayo (presidente), José González (vicepresidente), José de Bustos Miguel (secretario), Eulogio Bellido (vicesecretario), Manuel Mondelo (contador), Guillermo Hernández Sánz (tesorero), y Ángel García Ruiz (bibliotecario) (Figura 26).

---

68   *El Adelanto* fue un periódico español, editado en la ciudad de Salamanca, entre el 22 de julio de 1883 y el 22 de mayo de 2013. Inicialmente se editó como semanario y posteriormente fue diario. En agosto de 1884 dejó de editarse y permaneció en esta situación hasta 1887. En su momento llegó a ser uno de los diarios más antiguos de España, y gozó de una posición relevante en la comunidad autónoma castellana y leonesa.

69   *La Revista Médica Salmantina*, de edición mensual, apareció en escena en 1905. Fundada por la Academia Médico-Farmacéutica de Salamanca y la Facultad de Medicina, fue el órgano de expresión de ambas, y también de la Academia Médico-Escolar de Salamanca. Seis años duró la vida de la mencionada revista, pues con el número de junio de 1910 se suspendió su publicación. Desconocemos los motivos, pero la falta de actividad de la Academia posiblemente fue una de sus causas.

70   *El Adelanto*, 16 enero 1904. p. 1.

Secciones que constituyen la Academia:

1.ª Sección - Anatomía y Fisiología: Isidro Segovia Corrales (presidente), Pelayo López Martín (vicepresidente), y Gonzalo García Rodríguez (vicepresidente).

2.ª Sección - Medicina: Manuel Periañez Crespo (presidente), Hipólito Rodríguez Pinilla (vicepresidente), y Luis Alonso Andrés (secretario).

3.ª Sección - Cirugía: Rodrigo Sánchez Gómez (presidente), Celestino Martín de Argenta (vicepresidente), y Juan José González Peláez (secretario).

4.ª Sección - Higiene, Medicina Forense y Epidemiología: Antonio Díez (presidente), Andrés García Tejado (vicepresidente), y Julio Rivero Uzal (secretario).

5.ª Sección - Farmacología y Aguas Minerales: Pablo Beltrán de Heredia (presidente), Ricardo Díez Sánchez (vicepresidente), y Heliodoro Díez Solano (secretario).

La prensa local de ese día[70] señala el entusiasmo y la unanimidad entre la clase médica y farmacéutica por la constitución de la Academia mixta, y concluye que «el nuevo organismo llena un vacío que se dejaba sentir hace tiempo en nuestra capital». Seguramente el redactor de la noticia estaba pensando en las actividades de la extinta Academia de Medicina y Cirugía de Salamanca.

La tarde del 7 de febrero de 1904, en el Salón de Grados del edificio histórico de la Universidad de Salamanca y no en el paraninfo, por un problema con la luz eléctrica, se realizó la inauguración oficial de la Academia (Figura 27). Ocupó la presidencia del acto el señor rector, acompañado del gobernador civil, del Alcalde, del presidente de la Academia, de los miembros de la Junta Directiva, así como de los presidentes y secretarios de las diferentes secciones[71].

En el acto se presentó *¿Cómo nació esta Academia y que fines se proponía realizar?* Según se desprende del informe presentado, la gestación de la Academia fue breve, al igual que fue relativamente fácil la redacción de un reglamento de funcionamiento, y la elección de los miembros de la Junta De Gobierno, encabezada por un presidente «cuyas dotes garantizaban el éxito» de la nueva institución. En cuanto a los fines principales de la Academia, se citaron «el discutir y aquilatar el mérito de los nuevos inventos», en clara alusión a los avances científicos. Precisamente, durante el acto inaugural, el Dr. Pinilla, leyó un erudito y elocuente discurso sobre los progresos de la ciencia médica.

Inaugurada la Academia, los actos científicos no se hicieron esperar. Así el 13 de febrero se celebró la primera sesión científica[72]; estas sesiones impartidas tanto por médicos como por farmacéuticos, durante los siguientes meses, se repetirían con cierta asiduidad.

---

71 *El Adelanto*, 8 febrero 1904. p. 1.
72 *El Adelanto*, 14 febrero 1904. p. 1.

El 30 de octubre del mismo año se inauguró el curso 1904-05 y presidió dicho acto el magnífico señor rector D. Miguel de Unamuno, a cuyo lado se sentaron Isidro Segovia (decano de la Facultad de Medicina), y Ángel Núñez Sampelayo (presidente de la Academia). El secretario de la Academia (José de Bustos) leyó la Memoria de la labor realizada por la institución durante el curso pasado, el primero desde su fundación. El acto finalizó con la intervención de Unamuno, quien en su disertación aconsejó «la unión de las dos Academias (de profesores y alumnos) que hoy existen separadas» en referencia a la fusión de esta Academia con la Academia Médico Escolar de Salamanca[73].

El 5 de noviembre, la Academia realizó un acto en memoria del profesor de Medicina D. Abdón Sánchez Herrero, en el que intervinieron, entre otros, los señores Segovia (decano de la Facultad de Medicina), Núñez, Pinilla y Nuñez Sampelayo (presidentes de la Academia)[74].

Por su importancia, también resaltamos la sesión científica de la Academia celebrada el 13 de enero de 1905[75]. En dicha sesión, y otras previas, se discutió sobre el tema *Mortalidad en Salamanca, sus causas y sus remedios*. Durante el debate uno de los académicos señaló que una de las causas de mortalidad es la infección producida por carnes de los animales muertos en el matadero. Este importante tema obligó a la Academia a crear una Comisión (formada por los Sres. Pinilla, Argenta y Ruiz) para presentar en una próxima reunión unas *Bases higiénicas* con las cuales poder dirigirse al Ayuntamiento o únicamente para divulgarlas entre la sociedad salmantina.

Segunda junta de gobierno (1906-1907)

El 1 de enero de 1906, en las páginas de *El Adelanto*, Arturo Núñez García escribe un amplio resumen del año médico salmantino 1905[76]. En una parte del artículo dice: «de la Academia Médico Farmacéutica no hemos de decir nada en estos momentos. Se encuentra en estado de gestación». Efectivamente acababa de elegirse la nueva Junta Directiva y había que esperar sus iniciativas. La junta anterior cumplió, a pesar de la tradicional apatía que hizo exclamar a Unamuno en la última apertura del curso (1905-06): «Duéleme mucho ver tan poca concurrencia». Efectivamente, durante el año 1905 fueron más bien escasas las actividades registradas por parte de la Academia.

El 2 de diciembre de 1906, la Academia Médico-Farmacéutica de Salamanca realizó la solemne apertura del curso 1906-1907[77]. La *Revista Médica Salmantina* aportó la siguiente y significativa información[78]:

---

73   *El Adelanto*, 18 octubre 1904. p. 1.
74   *El Adelanto*, 7 noviembre 1904. p. 1.
75   *El Adelanto*, 14 enero 1905. p. 1.
76   *El Adelanto*, 1 enero 1906. p. 1.
77   *El Adelanto*, 3 diciembre 1906. p. 1.
78   De Bustos, J. «Memoria 1906. Academia Médico-Farmacéutica de Salamanca». *Revista Médica Salmantina*, diciembre 1906;263-267.

1) El discurso inaugural del curso fue pronunciado por el Dr. Andrés García Tejado y trató sobre «Breves consideraciones sobre el tratamiento hipodérmico de la sífilis».

2) La memoria de la Academia, leída por el secretario de la institución (Dr. José de Bustos); en ella presentó como puntos más destacados:

   a) Las sesiones científicas impartidas por González Peláez (hematurias quirúrgicas), Cañizo (edema pulmonar), Pinilla (enfermedades cerebrales en los niños), Barahona (fecundación artificial), y García Rodríguez (muertes imprevistas). Finalizaba el repaso de las citadas sesiones señalando el señor secretario que «las conferencias se han caracterizado más por su calidad que por su cantidad».

   b) También dio lectura a la incorporación de nuevos académicos: Sres. Cuesta, Jaramillo, Giral, Rodríguez y González, Díez Rodríguez y Herrera.

   c) Finalmente expuso que el estado económico de la academia era satisfactorio.

Cumpliendo con el Reglamento, y pasados los dos primeros años de existencia de la Academia (1904-05), tocaba en 1906 renovar la Junta de Gobierno. Esta quedó formada por los señores Cuesta (presidente), Núñez García (vicepresidente), Bustos Miguel (secretario), Martín Sánchez (vicesecretario), Díaz Redondo (contador), Hoyos (tesorero), y Sánchez García (bibliotecario). De la anterior Junta Directiva, únicamente continúa el secretario de esta (Figura 28).

Durante el mes de febrero de 1907, la Academia trató en al menos tres sesiones el tema del peritaje médico; el Dr. Pinilla fue el ponente de la charla *Del peritaje médico a los tribunales de justicia*. El tema fue tan atractivo que incluso el prestigioso catedrático de Derecho Penal Dorado Montero acudió a alguna de las sesiones[79]. El motivo de tantas sesiones para tratar un mismo tema es que las sesiones reglamentariamente solo podían durar dos horas. La ponencia fue posteriomente publicada[80].

TERCERA JUNTA DE GOBIERNO (1908-1909)

El 2 de enero de 1908, *El Adelanto*, en una de sus secciones donde trata el año médico pasado, recoge que, a excepción de las sesiones sobre el peritaje médico antes comentadas, poco mas aportó la Academia. Remata con la pésima noticia de que «A la fecha no se ha producido la inauguración del curso 1907 a 1908, ni existien señales de que dicho acto se celebre». Finalmente refería que, aunque la *Revista Médica Salmantina* continuó

---

79   *El Adelanto*, 2 febrero 1907. p. 1. Pedro García Dorado Montero (Navacarros, 1861 - Salamanca, 1919) fue un prestigioso jurista, penalista y criminalista español. Catedrático de Derecho Penal en la Universidad de Salamanca, desde 1892.

80   *Revista Médica Salmantina*. Abril 1907;65-74.

publicandose, la regulariad de esta se ha visto en ocasiones alterada, tanto que se han fusionado algunos meses en el mismo volumen[81].

El 15 de enero de 1908 se reúne la Academia (23 miembros), con la finalidad de renovar la Junta de Gobierno por tercera vez en su historia[82]. El resultado de la votación fue: Isidro Segovia (presidente), Hipólito Rodríguez Pinilla (vicepresidente), Juan González Peláez (secretario), Gonzalo García Rodríguez (secretario de actas), Guillermo Hernández Sanz (contador), señor Hoyos (tesorero) y Ricardo Díez (bibliotecario)[83]. También se nombraron los presidentes, vicepresidentes y secretarios de las cinco secciones de la Academia (Figura 29)[84].

Otros aspectos reseñables son: a) que entraron a formar parte de la redacción de la *Revista Médica Salmantina* los señores Cañizo y Peláez; b) que, con los últimos ingresos, la Academia la constituyen algo más de cuarenta miembros.

Pero parece que todos los cambios reseñados fueron de poca utilidad. La última reunión de la Academia de la que tenemos noticia se celebró el 4 de abril de 1908[85]. Posteriormente, tanto la prensa general (*El Adelanto*) como la especializada (*Revista Médica Salmantina*), no recogen acto de ningún tipo de la Academia Médica-Farmacéutica de Salamanca. Complementariamente, su órgano de expresión, la *Revista Médica Salmantina* cierra su edición a mediados de 1910[86].

MÉDICOS Y FARMACÉUTICOS

Las Academias médicas (y farmacéuticas) salmantinas, incluso las actuales, siempre han estado muy vinculadas a la Universidad de Salamanca y sus facultades, así como a los colegios profesionales (primero libres y posteriormente oficiales). No obstante, salvo las Academias Escolares, hay que remarcar su total independencia.

Desde que se funda el Estudio General de Salamanca, con privilegios confirmados en 1242 y 1252, se incorporan dos cátedras que, siguiendo la tradición medieval, se denominan de Física, destinadas ambas a la formación médica (Cátedra de Prima y de Vísperas). Dicho de otro modo, la Facultad de Medicina existió desde la fundación de la universidad de Salamanca. A diferencia de esa, la Facultad de Farmacia de Salamanca inició sus actividades académicas en el curso 1970-71, en las dependencias de la Facultad de Ciencias. La Universidad había solicitado poco antes su creación, ante el interés de incrementar la oferta de nuevos estudios y contando con la colaboración de diversos departamentos de las secciones de Ciencias Químicas y Biológicas. Estos departamentos se encargaron de impartir las enseñanzas incluidas en el primer ciclo de la licenciatura. El

---

81   *El Adelanto*, 2 enero 1908. p. 1.
82   *El Adelanto*, 14 enero 1908. p. 1.
83   *El Adelanto*, 28 enero 1908. p. 1.
84   *El Adelanto*, 12 febrero 1908. p. 1.
85   *Revista Médica Salmantina*. Abril-mayo 1908;127-128.
86   Noticias de la redacción. *Revista Médica Salmantina*. Junio 1910;192.

nuevo edificio, situado en el actual Campus Miguel de Unamuno, comenzó a funcionar en el año 1982.

La supresión del Real Protomedicato dejó a la clase médica española sin normativa legal que regulase el ejercicio de la profesión. Para llenar ese vacío, durante el siglo XIX, en distintas provincias se crearon colegios médicos libres, es decir, no sometidos a la tutela del Estado. Salamanca fue de los primeras en crear un Colegio Médico «libre». El solemne acto de constitución se celebró el 2 de diciembre de 1894 en el Salón de Grados de la Universidad. El médico José López Alonso justificó su creación y, en nombre de la Facultad de Medicina, que amparó el proyecto asociacionista, expuso los fines del colegio el profesor José Luis Muñoz Esteban[87]. La primera Junta de Gobierno del colegio libre la presidió el doctor José Luis Muñoz y lo acompañaron en aquel órgano rector los profesores de la Facultad de Medicina Isidro Segovia, Indalecio Cuesta Martín y José López Alonso. Es preciso recordar que el nombre de estos profesores también figura en la nómina de las juntas rectoras de la Academias Médicas salmantinas. En 1899, se produjo la transformación en Colegio Oficial estataly fue el primer presidente de la era oficial Indalecio Cuesta Martín. Hay que recordar que D. Pedro Sánchez Llevot figura en la intrahistoria del colegio como su primer presidente, honorífico[88].

Con respecto al Colegio de Farmacéuticos de Salamanca, el primer documento oficial de la existencia del Colegio de Farmacéuticos de Salamanca lo proporciona un escrito, de 22 de noviembre de 1914, procedente de la Subdelegación de Farmacia por parte don Federico Hoyos de Onís, si bien se piensa que el Colegio tuvo su comienzo en los primeros años de 1900[89].

La Facultad de Medicina y la Facultad de Farmacia en la Universidad de Salamanca distan bastante en el tiempo, no ocurre lo mismo con la creación de sus colegios profesionales. Alrededor de 1900 se constituyen en Salamanca, prácticamente de forma simultánea, los Colegios de Médicos y de Farmacéuticos. Por tanto, no debe extrañar que ambos colectivos formaran por esos años una Academia científica. No obstante, a tenor de los nombres que aparecen en las distintas juntas directivas (Tabla 3), hay que señalar que están bastantes sesgadas hacia el lado médico (Figura 30). En ellas, el señor Hoyos es mencionado como tesorero en la segunda y tercera directiva (1906-07 y 1908-09) de la Academia Médico-Farmacéutica de Salamanca (Figura 31).

Federico Hoyos de Onís (1875-1938). Licenciado en Farmacia por la Universidad de Madrid (1895) obtuvo el grado de doctor en esa misma Universidad (1897). Fue subdelegado de Farmacia en 1914 y también jefe provincial de los Servicios Farmacéuticos desde el 6 de agosto de 1902. Además, fue presidente del Colegio de Farmacéuticos de Salamanca y llegó a ser presidente honorario. También fue vicepresidente de la Cruz

87   Sánchez Granjel, L. «Orígenes del Colegio de Médicos de Salamanca. 1. El Colegio de 1894», *Revista Salamanca Médica* 2003;2:30.
88   Colegio Oficial de Médicos de Salamanca. Historia. https://comsalamanca.es
89   Colegio Oficial de Farmacéuticos de Salamanca. Historia. https://cofsalamanca.com

Roja de esta provincia y bibliotecario del Casino de Salamanca. En la actualidad una de sus nietas regenta una farmacia en la ciudad, junto al arco de San Pablo de la plaza Mayor (plaza Poeta Iglesias)[90].

Tabla 3. Académicos responsables de la Academia Médico-Farmacéutica de Salamanca (1904-1909) y su correlación como profesores en la Facultad de Medicina de Salamanca

ACADÉMICO nombre y apellidos	ACADEMIA posición	FACULTAD DE MEDICINA (USAL) responsable (cátedra) - cursos analizados*
Primera junta (1904-05)		
Angel Núñez Sampelayo	Presidente	Obstetricia y Ginecología (1900-1906) Obstetricia (1907-1910)
José González	Vicepresidente	ND
José de Bustos Miguel (1)	Secretario	Médico. Catedrático Facultad de Ciencias
Eulogio Bellido	Vicesecretario	ND
Manuel Mondelo Pérez	Contador	Patología Médica (1902-1903) Auxiliar numerario (1904-1910)
Guillermo Hernández Sanz (2)	Tesorero	Fisiología Humana (1900-1910)
Angel García Ruiz	Bibliotecario	ND
Segunda junta (1906-07)		
Indalecio Cuesta Martín (3)	Presidente	Patología Médica (1900-1910)
Arturo Núñez García (4)	Vicepresidente	Auxiliar extraordinario (1900-1901) Técnica Anatómica (1900-1901) Histología y Anatomía Patológica (1902-1910)
José de Bustos Miguel (1)	Secretario	Médico. Catedrático Facultad de Ciencias
Juan M. Martín Sánchez	Vicesecretario	Auxilar extraordinario (1902-1903) Auxiliar numerario (1904-1910) Oftalmología (1902-1910). Interino
Cayetano Díaz Redondo	Contador	Auxilar extraordinario (1900-1903) Auxiliar numerario (1904-1910) Ginecología (1907-1910)
Federico Hoyos de Onís (5)	Tesorero	Licenciado y doctor en Farmacia. No docente
Santiago Sánchez García	Bibliotecario	Auxilar extraordinario (1900-1902) Auxiliar numerario (1903-1910) Tecnica Anatómica (1902-1905; 1909-1910)
Tercera junta (1908-09)		
Isidro Segovia Corrales (6)	Presidente	Anatomía y Embriología (1900-1910)
Hipólito Rodríguez Pinilla (7)	Vicepresidente	Pediatría (1901-1910) Patología Quirúrgica (1907-1910). Acumulada
Juan González Peláez	Secretario	Auxiliar extraordinario (1901-1903) Auxiliar numerario (1904-1910) Patología Quirúrgica (1904-1906)

---

90   Federico Hoyos de Onís. Farmacéuticos ilustres.
https://farmaceuticos.com/el-consejo-general/consejo-general/patrimonio-historico/farmaceuticos-ilustres/federico-hoyos-de-onis/

		Anatomía topográfica, operaciones (1907-1910)
Gonzalo García Rodríguez	Secretario de actas	Auxiliar numerario (1904-1910)
Guillermo Hernández Sanz (2)	Contador	Fisiología Humana (1900-1910)
Federico Hoyos de Onís (5)	Tesorero	Licenciado y doctor en Farmacia. No docente
Ricardo Díez Sánchez	Bibliotecario	Terapéutica y arte de recetar (1900-1910)

(1) Presidente del Colegio Oficial de Médicos de Salamanca. Diputado provincial. Presidente Cruz Roja.

(2) Secretario de la Facultad de Medicina de la Universidad de Salamanca.

(3) Presidente del Colegio Oficial de Médicos de Salamanca, primero de la era oficial (1898); Alcalde de Salamanca (1899-1901 y 1903-1904).

(4) Decano de la Facultad de Medicina de Salamanca (1925-1929). Alcalde de Salamanca (1924).

(5) Jefe provincial de los Servicios Farmacéuticos desde 1902. Presidente del Colegio de Farmacéuticos de Salamanca. Vicepresidente de la Cruz Roja de Salamanca y bibliotecario del Casino de Salamanca.

(6) Decano de la Facultad de Medicina (1900-1925).

(7) Consejero de Estado (1931). Presidente de la Sociedad Española de Hidrología (1930). Académico de la Real Academia Nacional de Medicina (1924).

* Notas tomadas de 11 memorias del curso (1900 a 1901 – 1910 á 1911). Universidad de Salamanca.

ND, Información no disponible.

IX. Real Academia de Medicina de Salamanca

La Academia es la institución más representativa de la cultura ilustrada. En el siglo xviii la novedad en el campo de la enseñanza médica la constituye la creación de centros docentes no universitarios; así, los Colegios de Cirugía, las Academias y las Sociedades también se ocuparán de difundir y enriquecer los saberes médicos.

Las Academias comenzaron siendo tertulias privadas; posteriormente la aprobación real de sus estatutos les otorgó legalidad. Sánchez Granjel, en su *Historia General de la Medicina Española*, nos presenta, en el tomo IV, un capítulo titulado «Sociedades, Academias y Colegios» en el que analiza en profundidad el nacimiento y la importancia de las Reales Academias[91]. Dicho capítulo permite comprender el papel de las Reales Academias en el contexto de la sociedad actual.

Siguiendo a Tejerizo[92], «las Academias han pasado por momentos de plenitud y lucidez, intercalados con otros de no tanto lustre; en 1936, don Manuel Azaña, por entonces presidente de la II República Española, firmó el decreto de disolución de todas las Academias que dependían del Ministerio de Instrucción Pública y Bellas Artes, decreto en el que se cesa en sus funciones a todos los miembros de las mismas, creando, a modo de organismo compensatorio, el Instituto Nacional de Cultura, con el objetivo de sustituir a los entes fenecidos, pero cuyo contenido venía a ser, más o menos, una continuación de las Academias disueltas y, por qué no decirlo, desleídas».

Todo cambió el 6 de enero de 1938, en el paraninfo de la Universidad de Salamanca, cuando se reúnen todas las Academias en sesión solemne (Figura 32). A partir de entonces,

---

91   Sánchez Granjel, L. «La Medicina Española del siglo XVIII». En la *Historia General de la Medicina Española. Salamanca*; Universidad de Salamanca, 1979.

92   Tejerizo López, JC. *Real Academia de Medicina de Salamanca. Una crónica muy personal*. Gráficas Cervantes. Salamanca, 2006.

llevarán el título de Reales en alusión a su origen histórico, y todas unidas forman una institución denominada Instituto de España. Los padres espirituales del citado Instituto fueron Pedro Sainz Rodríguez y Eugenio D'Ors.

En este sentido, con razón señala Tejerizo[92]: «No deja de ser curioso que, siendo Salamanca la cuna del renacer histórico de las Reales Academias, la Real Academia de Medicina de Salamanca tarde en crearse, exactamente, treinta y tres años».

Académicos constituyentes

En 1971, cuando un servidor inicia sus estudios de Medicina en la Universidad de Salamanca, escuchó al Prof. Zamorano, nuestro profesor de Histología, hablar de la creación de la Academia.

Efectivamente la Real Academia de Medicina de Salamanca (RAMSA) fue creada por el Ministerio de Educación y Ciencia a solicitud de la Real Academia Nacional de Medicina. Esta creación se hizo a tenor de lo que dispone el artículo 2 de los Estatutos de las Reales Academias de Medicina de Distrito (BO de 7 de octubre de 1970).

La disposición que crea la RAMSA figura en el Boletín Oficial del Ministerio de Educación y Ciencia de 22 de febrero de 1971 y con fecha de 2 de enero del 1971 (Figura 33), y dice: «Con el fin de organizar la nueva Academia, gestionar su instalación y confeccionar, en el plazo de cuatro meses, el Reglamento de Régimen Interior, se designa con carácter provisional la siguiente Junta Directiva, compuesta por los catedráticos de su Facultad de Medicina»[93] (Figura 34):

Presidentes: Don Fernando Cuadrado Cabezón

Vicepresidente: Don Luis Zamorano Sanabre

Secretario General: Don Luis Sánchez Granjel

Vicesecretario-Contador: Don Carlos Gil Gayarre

Tesorero: Don José María Bayo y Bayo

Bibliotecario: Don José Antonio Clavero Núñez

El mandato de esta junta provisional, cuyos componentes poseen el carácter de académicos electos, tendría una duración de dos años. Según el artículo 30 de los estatutos, transcurrido este tiempo, el 22 de febrero de 1973, se deberá proceder a la elección de la primera junta.

Por mandato estatutario, los académicos fundadores o constituyentes debieron gestionar y confeccionar el Reglamento de Régimen Interior de la nueva corporación para darle contenido a esta, para lo cual disponían de un plazo de dos años que, por circunstancias no bien clarificadas, se alargó hasta 1976 (6 años).

93	Boletín Oficial del Ministerio de Educación y Ciencia (BO del M. de E. y C.). Orden de 2 de enero de 1971, publicado el 22 de febrero de ese mismo año (n.º 15, página 590).

Fue en la sesión plenaria del 18 de diciembre de 1976 cuando fue elegida la primera Junta Directiva de la RAMSA, presidida por el hasta entonces secretario general provisional. En votación secreta, D. Luis Sánchez Granjel, obtuvo ocho votos a favor, uno en blanco (seguramente el suyo) y ninguno en contra. Don Luis permaneció en el cargo de presidente 12 años (1977-88). Durante ese pleno, y después de tratar otras cuestiones, se procedió a solicitar de la superioridad la autorización para introducir en el reglamento de la Academia, aún en curso de aprobación, un artículo que creara el puesto de presidente de honor. De ser atendida la petición, se nombraría como tal al Excmo. Sr. D. Fernando Cuadrado Cabezón.

Indudablemente, la creación de los estatutos fue la primera y primordial función que abordó la junta provisional. Toda institución debe poseer un instrumento para funcionar con argumentos que la justifiquen. En este tiempo se crearon los Estatutos de la Real Academia de Medicina de Salamanca, aún vigentes en casi su totalidad, en los que se fijó en 30 plazas el número de académicos numerarios, cifra que puede ser elevada hasta 50, con la reserva de un 20 % de plazas para perfiles no médicos, pero relacionada incuestionablemente con ella: Física, Farmacia y Veterinaria. Los estatutos creados no difieren en mucho de los estatutos de otras Reales Academias de Distrito. En ellos figuran claramente 6 secciones (y el número de plazas de cada una de ellas): I: Ciencias Fundamentales (4 plazas); II. Medicina (7 plazas); III: Cirugía (7 plazas); IV. Higiene y Medicina Social (4 plazas); V. Farmacología y Terapéutica Física (4 plazas); y VI. Medicina Legal, Psiquiatría e Historia de la Medicina (4 plazas). Un séptimo grupo lo conformarán las Ciencias Afines antes referidas.

La junta provisional tuvo que realizar las oportunas gestiones para hacer efectiva la existencia de la RAMSA, estableciendo su domicilio social en el Instituto de Historia de la Medicina Española, situado en el actual Colegio Arzobispo Fonseca, dependiente de la Cátedra de Historia de Medicina de la Universidad de Salamanca.

La junta provisional también procedió a diseñar la medalla que deberían portar los académicos numerarios de la corporación. En opinión de Tejerizo[92], la medalla identificativa de la RAMSA presenta en el anverso un brazo portando una antorcha, un dedo divino y un sol radiante. Su explicación, aunque desconocida, seguramente hace referencia a la luz y guía intelectual. En el reverso, figura la leyenda «Real Academia de Medicina de Salamanca» (Figura 35). Recientemente hemos realizado nuestra explicación al respecto[94].

Una actividad de gran importancia fue la designación de nuevos académicos y el ingreso solemne de estos. Nombrar nuevos académicos que añadir a los componentes de la junta provisional no debió de ser tarea fácil. Pronunciar sus discursos de recepción, para pasar de la condición de electos a numerarios, incluso fue más complejo.

---

94   Lozano Sánchez, FS. «La medalla de la Real Academia de Medicina de Salamanca». En *Real Academia de Medicina de Salamanca. Historia de la RAMSA. 50º Aniversario (1971-2001)*. Ediciones Universidad de Salamanca. Salamanca. 2023:295-299.

Durante este periodo constituyente (1971-76) fueron nombrados 15 académicos electos, que añadidos a los 6 constituyentes (también académicos electos) formaron un cuerpo de 21 académicos electos (pero no numerarios). Sin embargo, durante el mismo periodo solo 9 pronunciaron su preceptivo ingreso para ser realmente académicos de número de la RAMSA. Del resto, 8 nunca pronunciaron su discurso de ingreso (4 de ellos, entre los constituyentes) y los 4 restantes sí ingresaron como numerarios, pero en fechas posteriores a 1976.

Otro aspecto considerado primordial por la junta provisional fue la puesta en marcha de premios científicos. Los estatutos fundacionales dejaban bien claro que la creación de premios científicos es misión consustancial a cualquier Real Academia, a fin de fomentar la ilusión, creatividad, curiosidad científica de la clase médica, sobre todo de los más jóvenes.

La RAMSA, durante el periodo constituyente (1971-76), convocó los siguientes cuatro premios[92]:

–   Premio Mateo Seoane. Financiado por la Academia, y destinado a galardonar un trabajo sobre geografía médica del distrito. Dotado con 10 000 pesetas, solo se concedió en el año 1974, y fue suspendido en el año 1975. En 1980, pasó a denominarse Premio Real Academia de Medicina de Salamanca.

–   Premio López de Villalobos. Financiado por la Academia, para distinguir un estudio sobre Historia de la Medicina Española. Dotado con 10 000 pesetas, que posteriormente se elevó a 25 000 pesetas.

–   Premio Cristóbal Pérez de Herrera. Financiado por el Ilustre Colegio de Médicos de Salamanca, para galardonar un trabajo de tema médico general, con una dotación de 25 000 pesetas. Se declaró desierto el año 1975.

–   Premio Caja de Ahorros de Salamanca, dotado inicialmente con 25 000 pesetas y, posteriormente, con 50 000 pesetas. Financiado por dicha entidad, se convocó anualmente mucho tiempo. Durante el periodo constituyente, años 1974, 1975 y 1976, nunca quedó desierto. Premia un tema médico general. Pasados los años, se constituyó el Premio Caja Duero.

Finalmente resaltar cómo en la Memoria Académica de los años 1971 a 1976 (Salamanca, 1977)[95] se puede leer que, con fecha 12 de mayo de 1975, fue elevado al Ilmo. Sr. Subsecretario del Ministerio de Educación y Ciencia, un escrito solicitando una ayuda económica especial para la instalación de la Real Academia y, fundamentalmente, para desarrollar actividades científicas conducentes al estudio del pasado médico de las provincias integradas en el Distrito Académico de Salamanca y realización de una geografía médica de este. El Ministerio, a través de dicha Subsecretaría, concedió una

---

95   *Memoria Académica* de los años 1971 a 1976 (Salamanca, 1977).

subvención de 200 000 pesetas, que se destinó a iniciar la investigación histórica del pasado médico salmantino.

Cosas que quedaron por hacer:

- Durante el periodo constituyente, no se efectuó ningún nombramiento de académico correspondiente.
- No se celebró ninguna sesión científica con el carácter específico de tal denominación.
- No sabemos mucho sobre la existencia de relaciones con instituciones afines. La RAMSA, no fue integrada en el Instituto de España, en calidad de Academia Asociada, hasta el 10 de abril de 1986.

Parafraseando a Tejerizo López[92], «cualquier creación humana, en este caso concreto una Corporación con visos de «inmortalidad» –por su esencia–, suele haber, como en toda obra humana, luces y sombras.

Después de la lectura de los escasos documentos disponibles, sí podemos decir que «había entusiasmo y ganas de hacer» en la junta provisional y por parte de los académicos electos. Desafortunadamente, y por diversos motivos, no todos ellos ingresaron como numerarios. Como hemos referido, de los seis constituyentes solo realizaron el preceptivo discurso de ingreso los profesores Cuadrado Cabezón (27 enero 1973)[96], y Sánchez Granjel (2 junio 1973)[97]. No llegaron a incorporarse como académicos de número, y por ello perdieron su condición de académicos electos, por diversos motivos, el resto de académicos fundadores (Junta Directiva provisional): profesores Zamorano Sanabra, Gil Gayarre, Bayo Bayo y Clavero Núñez.

Es obligado resaltar cómo la Universidad de Salamanca tuvo la gran deferencia de conceder la sede oficial a la recién creada Academia. Fue en el Palacio de Fonseca donde se establecieron la secretaría, el despacho de la presidencia y la sala de juntas (Figura 36). La jubilación del Prof. Sánchez Granjel como catedrático de Historia de la Medicina llevó al desmantelamiento del Instituto de Historia de la Medicina Española, ubicado en dicho Palacio Fonseca, lo que implicó el traslado de la sede de la RAMSA a otro local también cedido por la universidad en la nueva Facultad de Medicina, sede que actual y modestamente mantiene la institución.

Como cabe esperar, la declaración de intenciones de la junta provisional estaba implícita en la Orden Ministerial de creación de la RAMSA. A ella añadieron los fundadores su intención de que la nueva institución penetrara científica y socialmente en el entramado salmantino.

---

96 Cuadrado Cabezón, F. El síndrome retroperitoneal en los procesos abdominales agudos: discurso leído en el solemne acto de su recepción pública, celebrada el día 27 de enero de 1973. Salamanca, 1973.

97 Sánchez Granjel, L. Médicos novelistas y novelistas médicos: discurso leído en el solemne acto de su recepción pública, celebrada el día 14 de junio de 1973. Salamanca, 1973.

Todos los primeros académicos electos tomaron conciencia de la importancia que para la medicina salmantina tenía la creación de la RAMSA, y aún eran más conscientes de que tenían que fijar unas normas y objetivos concretos, que no entraran en conflicto con la Facultad de Medicina. Conjuntamente y con las lógicas dificultades, la RAMSA debía comportarse como una Academia de Distrito. Ampliada en principio a Ávila, Cáceres y Zamora (Segovia se incorporaría mucho más tarde), la RAMSA siempre ha corrido el peligro de convertirse en una sucursal de la Facultad de Medicina de la Universidad de Salamanca. En este sentido, es lógico que muchos de sus miembros, tanto constituyentes como futuros académicos, fuesen profesores universitarios salmantinos, pero el contenido humano de excelencia de la RAMSA puede y debe ser algo mucho más amplio.

En este contexto, deseamos citar al Prof. Sánchez Granjel[98]:

> En este nuestro tiempo, en las Academias de Medicina han quedado obsoletos cometidos que fueron prioritarios en los años de su fundación, en el primer tercio del siglo XVIII y que hoy cumplen, con medios suficientemente dotados, las Facultades de Medicina, y amplían y complementan las instituciones científicas bio-sanitarias y las sociedades médicas generadas por la inevitable segregación del tronco común de las distintas especialidades médicas y quirúrgicas. Esta realidad, creo no discutible, hace comprensible que las Academias deben asumir, como deber que les atañe, el de transmitir a la sociedad las versiones correctas de lo que en lenguaje científico expresa la actualidad del saber médico.

Desde 1971 hasta hoy, habrá que pensar si en estos más de 50 años se han cumplido las intenciones y los deseos de los fundadores. Desde luego hemos evolucionado y nos hemos adaptado a los nuevos tiempos.

En el año 2005, bajo el mandato de José A. González y González se intento publicar, sin mucho éxito, una revista propia de la Academia (Figura 37).

SITUACIÓN ACTUAL

La Real Academia de Medicina de Salamanca (RAMSA), fundada en 1971 (2 de enero) e integrada en el Instituto de España en 1986 (10 de abril), es una institución constituida como Academia de Distrito, dado que su ámbito de actuación agrupa a las provincias de Salamanca, Ávila, Cáceres, Segovia y Zamora.

Actualmente sigue estando formada por destacados profesionales de las ciencias biomédicas y afines de todas las provincias referidas, con la misión de formar un foro avanzado de estudio y divulgación de la medicina en su triple vertiente investigadora, clínica y social. La constituyen un máximo de 42 académicos numerarios (en la actualidad 31 + 4 electos), Honoríficos, Correspondientes (nacionales e internacionales) y de Honor.

---

98 Urkia Etxabe, JM. *Vida y obra de Luis Sánchez Granjel*. Salamanca. Ediciones Universidad Salamanca. Primera edición: julio, 2018.

Los únicos dos académicos de honor de la RAMSA son el Excmo. Sr. D. Antonio Puigvert Gorro y el Excmo. Sr. D. José Luis Balibrea Cantero (Figura 38)[99].

Entre las misiones de la RAMSA está la colaboración con las autoridades sanitarias, universitarias, administrativas y judiciales, muy en particular con aquellas de las comunidades autónomas de Castilla y León y de Extremadura.

Un objetivo prioritario de la institución es fomentar la investigación. Para ello, anualmente se convocan premios dirigidos con especial énfasis a la Atención Primaria y los escalones formativos (estudiantes, MIR, etc.) de las carreras biomédicas.

La RAMSA tiene su actual sede en la Facultad de Medicina de la Universidad de Salamanca, institución con la cual ha mantenido y mantiene una estrecha vinculación. Sus relaciones son asimismo muy intensas con los Colegios Oficiales de Médicos de las provincias arriba citadas, especialmente con el de Salamanca (ininterrumpidamente desde 1974).

Desde su fundación, hace más de medio siglo, la RAMSA ha estado presidida por destacadas figuras de la medicina; en concreto, por los Excmo. Prof. Dr. D. Fernando Cuadrado Cabezón (1971-76), D. Luis Sánchez Granjel (1977-88), D. Joaquín Montero Gómez (1989-98), D. Juan Antonio González y González (1999-06), D. José Ángel García Rodríguez (2006-12), D. Enrique Battaner Arias (2013-2021) y D. Francisco S. Lozano Sánchez (2022-actualidad) (Figura 39)

Cada presidente, desde su propia experiencia y especialidad, ha imprimido a la institución un sello distintivo de excelencia que se prolonga en la labor científica y asistencial de todos sus miembros, cuya obra se recoge en las Memorias Anuales de la RAMSA, que pueden ser consultadas en su web (ramsa.org). Igualmente aparecen en ella las reseñas y los contenidos de los actos estatutarios de la institución: inauguración de curso, discursos de incorporación de nuevos académicos (de número y correspondientes), premios y sesiones necrológicas; así como las sesiones científicas y jornadas que periódicamente desarrolla esta Real Academia. De todo ello, así como del perfil de los miembros de la Academia, da cuenta la página web, en la que son bienvenidos todos sus visitantes, de quienes, por supuesto, esperamos todo tipo de sugerencias sobre ella. Queridos lectores, les invitamos a participar, presencial o virtualmente, en las actividades de nuestra Academia[100].

La actual Junta de Gobierno de la Real Academia de Medicina de Salamanca desde el 27 de enero de 2022 está integrada por los siguientes académicos numerarios (Figura 40):

- Presidente: Francisco S. Lozano Sánchez (Ingresó: 25 abril 2008)
- Vicepresidente: Cándido Martín Luengo (Ingresó: 7 noviembre 2008)

---

99 Gutiérrez Rodilla, BM (coordinadora). *Real Academia de Medicina de Salamanca. Historia de la RAMSA. 50.º Aniversario (1971-2001).* Ediciones Universidad de Salamanca. Salamanca. 2023.

100 Lozano Sánchez, FS. Desde la RAMSA. Real Academia de Medicina de Salamanca. *Salamanca Médica* 2022:74, p. 32.

- Secretario general: Juan Fernando Masa Jiménez (Ingresó: 19 febrero 2010)
- Vicesecretario-contador: Marcelo F. Jiménez López (Ingresó: 28 abril 2022)
- Tesorero: Luis García Ortiz (Ingresó: 31 marzo 2017)
- Bibliotecario: Consuelo del Cañizo Fernández-Roldán (Ingresó: 25 abril 2014)

En nuestra opinión, existen varias diferencias entre la RAMSA y las anteriores Academias Médicas de Salamanca, tanto con la Academia de Medicina y Cirugía de Salamanca (AMCSA), como con la Academia Médico-Farmacéutica de Salamanca (AMFSA):

a) Que la RAMSA lleva desde su creación oficial (1971) la denominación de Real Academia de Medicina del Distrito de la Universidad de Salamanca. Ello indica no solo el título de Real, sino su vinculación estatal a través del Instituto de España (1986).

b) Ser una Academia de Distrito. De hecho la denominación original de la Academia (Boletín Oficial del Ministerio de Educación y Ciencia) fue la de Real Academia de Medicina del Distrito Universitario de Salamanca. Ello aporta un mayor ámbito de actuación (Ávila, Cáceres, Salamanca y Zamora), aunque sea Salamanca su sede. La incorporación de Segovia se realizaría el 15 de noviembre de 2002[101].

c) Ausencia de mujeres entre sus académicos y, por lo tanto, también dentro de sus juntas de gobierno.

d) Es la única Academia Médica en Salamanca que sigue activa. Ya ha cumplido los cinco lustros de existencia ininterrumpidos.

Sin embargo, también existen similitudes fundacionales, sobre todo con la AMCSA y la AMFSA. Nos referimos fundamentalmente a sus relaciones con la Universidad de Salamanca, dado que los miembros de las juntas de gobierno de AMCSA, AMFSA y RAMSA son fundamentalmente profesores de la universidad salmantina[101],[102]. En este sentido, numerosos académicos de ambas corporaciones han ocupado cargos de responsabilidad en la universidad o en sus facultades (Figuras 41-43). También es digna de mención la intensa relación/colaboración de estas corporaciones, desde casi su constitución, con el Colegio de Médicos de Salamanca (Tablas 2-4).

---

101 Tejerizo López JC. *Real Academia de Medicina de Salamanca. Una crónica muy personal.* Gráficas Cervantes. Salamanca, 2006.

102 Puertas M. Los médicos que reactivaron la desaparecida Facultad de Medicina. *Salamanca Médica* 2004;7:46-48.

Tabla 4. Académicos responsables de la Real Academia de Medicina de Salamanca (1971-2024) y su correlación como profesores en la Facultad de Medicina de la Universidad de Salamanca.

ACADÉMICO nombre y apellidos	REAL ACADEMIA DE MEDICINA posición en la directiva (año)	FACULTAD DE MEDICINA catedrático (c) / adjunto (a)
Directiva constitucional		
Fernando Cuadrado Cabezón (1)	Presidente (1971-76)	Patología y Clínicas Quirúrgicas (C) Decano de la Facultad
Luis Zamorano Sanabre	Vicepresidente (1971)	Anatomía Patológica (C) Decano de la Facultad
Luis Sánchez Granjel (2)	Secretario General (1971) Presidente (1977-88)	Historia de la Medicina (C)
Carlos Gil Gayarre	Vicesecretario-Contador (1971)	Terapéutica Física (C)
José Mª Bayo y Bayo	Tesorero (1971)	Farmacología (C)
José A. Clavero Núñez	Bibliotecario (1971)	Obstetricia y Ginecología (C)
Sucesivas presidencias		
Luis Sánchez Granjel (2)	Presidente (1977-88)	Historia de la Medicina (C)
Joaquín Montero Gómez (3)	Presidente (1989-1998)	Patología y Clínicas Quirúrgicas (A)
José A. González González (4)	Presidente (1999-2006)	Bioquímica y Fisiología (A)
José A. García Rodríguez (5)	Presidente (2007-2012)	Microbiología y Parasitología (C)
Enrique Battaner Arias (6)	Presidente (2013-2021)	Bioquímica (C)
Francisco S. Lozano Sánchez (7)	Presidente (2022-)	Cirugía Vascular (C)

(1) Decano de la Facultad de Medicina de Salamanca (1958). Presidente de la Asociación Española de Cirujanos (1976).

(2) Secretario General de la Universidad de Salamanca (1957). Vicerrector de Ordenación Académica de la Universidad de Salamanca (1976). Académico numerario de la Real Academia Nacional de Medicina de España (2003).

(3) Presidente del Colegio de Médicos de Salamanca (1970).

(4) Catedrático en la Facultad de Psicología. Universidad Pontificia de Salamanca (1978).

(5) Secretario General de la Universidad de Salamanca (1973). Decano de la Facultad de Medicina de Salamanca (1975). Vicerrector de Acción Hospitalaria de la Universidad de Salamanca (1981). Presidente de la Federación Europea de Sociedades de Quimioterapia e Infección (2000).

(6) Rector de la Universidad de Salamanca (2003).

(7) Presidente de la Sociedad Española de Angiología y Cirugía Vascular (2009).

X. Academia de Cirugía de Salamanca

Santiago Tamames Escobar (Noblejas, Toledo 1928-Madrid 2011) fue catedrático de cirugía de la Universidad de Salamanca durante seis años (1970-76). A los pocos años de su llegada a Salamanca, para ocupar la plaza vacante por jubilación del Prof. Moraza, entre las diversas acciones que realizó fue fundar la Academia de Cirugía de Salamanca (Figura 44).

Efectivamente, en junio de 1972, con su impulso y algunos otros cirujanos locales, se fundó la Academia de Cirugía de Salamanca, que reunía a cirujanos de Salamanca, Ávila, Cáceres, y Zamora (Figura 45). El Dr. Tamames fue su primer presidente por unanimidad[103]. Siendo un servidor estudiante de Medicina, conoció presencialmente alguna de sus actividades científicas. En 1975, la Academia de Cirugía de Salamanca publicó un libro de ponencias (Figura 46)[104].

Posteriormente, y con motivo de la toma de posesión de la cátedra de Cirugía de la Universidad Complutense de Madrid (1977) por parte del Prof. Tamames, la referida Academia perdió actividad hasta desaparecer en la práctica.

Fue académico numerario de la Real Academia Nacional de Medicina (1989-2011), en la que ocupó el sillón n.º 4[103].

---

103 García-Sancho Martín, L. Sesión necrológica (día 10 de mayo de 2011) en memoria del Excmo. Sr. D. Santiago Tamames Escobar. Discurso de precepto. Anales de la Real Academia Nacional de Medicina 2011; tomo CXXVIII. Cuaderno segundo. pp. 357-386.

104 *Anales de la Academia de Cirugía de Salamanca*. Madrid 1975. En él existen trabajos sobre la etiología de los tumores de la glándula mamaria (M. Moraza Ortega), divertículos duodenales (López Rivas y Garzón Alonso), concepto actual del tratamiento de las quemaduras (L. Mir y Mir), etc.

XI. Academias no médicas con sede en Salamanca

A modo de apéndice, citamos someramente otras academias no médicas, pero con sede en Salamanca (Tabla 5). Entre ellas existen academias del tipo Escolar, es decir, fundadas por estudiantes universitarios, por profesionales, y de carácter mixto.

Tabla 5. Academias no médicas en Salamanca

FUNDACIÓN	NOMBRE DE LA ACADEMIA	PRESIDENTE FUNDADOR
1877	Academia de Derecho Civil	Lope Riaño de Castro
1904	Academia Jurídica-Escolar	Sr. Rojas
1881	Academia Santo Tomas de Aquino*	Gil Vilanova
1884	Academia de Legislación y Jurisprudencia	Sr. Velasco
1888	Academia de Ciencias Físicas	Manuel Bartolomé Lurasqui
1889	Academia Meléndez Valdés**	Sr. García Revillo
1889	Academia Escolar de Ciencias	ND
1892 ?	Academia de Fray Luis de León	Sr. Revillo
1908 ?	Academia San Luis Gonzaga	Felipe Fernández Nieto
1979	Academia Literaria Renacentista	Víctor García de la Concha
2010	Academia de Farmacia de Castilla y León	Carlos Gómez Canga-Argüelles

* Convento de San Esteban (Dominicos).
** Facultad de Filosofía y Letras.

- ## Academia de Derecho Civil

Fundada por estudiantes (28 enero de 1877). Presidente: D. Lope Riaño de Castro. Muy activa durante los siguientes meses[105]. La prensa local del 23 de diciembre de 1877 menciona las actividades de la Academia General de Derecho[106]. Por la información

---

105 *El Eco del Tormes*, 28 de enero de 1877. p. 16.
106 *El Eco del Tormes*, 23 de diciembre de 1877. p. 28.

disponible, suponemos que se trata de la misma Academia, pero con cambio de denominación. La Academia de Derecho continuaba activa en 1889[107].

En 1904, aparece en escena la Academia Jurídica-Escolar. Durante una sesión de la Academia presidida por el rector Unamuno acompañado por los Sres. Rojas y Camarasa, respectivamente presidente y secretario de la Academia. El señor secretario leyó una carta del decano de la Facultad de Derecho (Sr. Peña) con la que excusaba su asistencia, pero en la que pedía ver la unión de todas la Academias escolares de Salamanca en un Ateneo, es decir como a modo de federación[108].

En la sesión del 27 de enero de 1905, se trató en esta Academia un tema de interés sanitario. La socialización de la medicina y la creación de un Ministerio Estatal de Salud fueron los temas centrales de la mencionada reunión, tratados por el Sr. Pinilla[109].

- **Academia Santo Tomás de Aquino**

La Academia de Santo Tomás se fundó en Salamanca en 1881 por el dominico francés Gil Vilanova, quien fue su primer presidente. A ella pertenecieron desde el primer momento profesores de la Universidad de Salamanca y frailes de San Esteban, a la vez que algunos alumnos universitarios[110].

El Reglamento de la Academia de Santo Tomás la describe como un foro de estudio con un carácter católico-científico. La presidencia recae en el obispo de Salamanca, pero también existe un presidente efectivo, que era un padre dominico. Los actos de la Academia se dividían en ordinarios, extraordinarios y veladas solemnes, todas ellas de carácter público. Los académicos se clasificaban en cooperadores, numerarios y honorarios[110].

Efectivamente, esta Academia fue un foro de reflexión y debate selecto, con una cuidada organización de sus actos, elección de temas y formas de exposición, todo ello dentro del rigor metodológico tomista, sin olvidar al gran público. El éxito de esta Academia fue tal que llegó a poseer revistas propias (*El Estímulo*, *La Verdad Religiosa*, etc.), las cuales recogían sus actividades (Figura 47)[110].

El domingo 17 de noviembre de 1889, celebró su velada inaugural la Academia de Santo Tomás bajo la presidencia del P. Venero, de la orden de Santo Domingo. En el acto se leyó la Memoria del año anterior y se anunciaron los propósitos y proyectos para el siguiente año[111]. Hay que señalar que la Academia de Santo Tomás venía realizando desde hace años actos científicos y culturales de gran importancia para Salamanca. Sus actividades se realizaban en el convento de San Esteban de la capital salmantina (Figura 48).

---

107 *El Adelanto*, 30 abril 1889. p. 1-2.

108 *El Adelanto*, 2 diciembre 1904. p. 1.

109 *El Adelanto*, 27 enero 1905. p. 1.

110 Román Sánchez R. La Academia de Santo Tomas en Salamanca. Su actividad según el semanario *La Semana Católica de Salamanca* (1886-1897). Archivo Dominicano XXXVII (2016);1-40:597-636.

111 *El Adelanto*, 18 noviembre 1889. p. 1-2. Los primeros presidentes fueron el P. Vilanova, fundador (1881-1885); el P. Pabán (o Pavón) (1886-1887), el P. Venero (1888-1893) y el P. Cuervo (desde 1893).

Dada la fecha de su fundación, podemos afirmar que durante más de tres décadas presentó una intensa actividad.

El 7 de marzo de 1890, el presidente de la Academia informó a los señores académicos que Su Santidad León XIII había enviado por telégrafo su bendición a la Academia[112].

En 1896, se renovó parte de la Junta Directiva[113]. Cambiamos de siglo, y podemos decir que durante la primera década (1900-1910) se celebraron numerosos actos (inauguraciones del curso, sesiones ordinarias y extraordinarias, conferencias y sus famosas veladas). La transcendencia de sus actos científicos y culturales era de tal envergadura para la ciudad que habitualmente coincidían en estos actos el obispo de la Diócesis (P. Valdés) con el rector de la Universidad (M. Unamuno) o el presidente de la Audiencia[114-115]. Según las crónicas de la época, la sala se atestaba de público, entre el que se encontraban numerosos académicos, catedráticos y sacerdotes. Durante esta década, la presidencia del padre Matías fue fundamental para el devenir de la Academia, pues él fue durante muchos años el alma de la Academia.

Las conferencias eran de diversa índole, incluso médicas como aquellas pronunciadas por Valentín R. Zuñiga (estudiante de Medicina) sobre «Consideraciones generales sobre el sistema circulatorio»[116] o aquella otra de José Sánchez Novo (estudiante de Medicina o) sobre «La mortalidad excesiva en Salamanca»[117]. Esto era así porque en la Junta de Gobierno de la Academia existían vocalías específicas para las facultades de derecho, de letras, de ciencias o de medicina; esta última la regentó durante un tiempo D. Nicasio Cimas[118].

Las veladas tenían un carácter entre formal, literario y musical. En ellas se alternaban los discursos eruditos con la lectura de poesías y la interpretación de obras musicales en directo, generalmente de música culta clásica. Un buen ejemplo de velada lo podemos apreciar en el extenso programa que recoge un número de *El Adelanto*[119], donde se incluyen piezas operísticas de Rossini (*La italiana en Argel*), Verdi (*Las vísperas sicilianas*), y Puccini (*Tosca*), junto con la lectura de poesías, y discursos.

---

112 *El Adelanto*, 8 marzo 1890. p. 1.
113 *El Estudiante*, 2 de octubre de 1896. p. 16.
114 *El Adelanto*, 10 abril 1905. p. 1. D. Miguel de Unamuno y Jugo (Bilbao 1864-Salamanca 1936) fue rector de la Universidad de Salamanca durante dos periodos (1900-1914) y (1931-1936).
115 *El Adelanto*, 2 febrero 1906. p. 1.
116 *El Adelanto*, 3 diciembre1906. p. 1.
117 *El Adelanto*, 17 febrero 1908. p. 1.
118 *El Adelanto*, 1 noviembre 1909. p. 1. Nicasio Cimas Leal (1889-194?) fue presidente del Colegio de Médicos de Salamanca entre 1926 y 1937.
119 *El Adelanto*, 30 noviembre 1907. p. 1.

- **Academia de Legislación y Jurisprudencia de Salamanca**

Fundada el 18 de mayo de 1884 y fue su presidente el Sr. Velasco[120].

La prensa local de la época recogió ampliamente la sesión inaugural en el Paraninfo de la universidad salmantina, así como el listado de los socios fundadores, numerarios, honoríficos y adscritos (donde se incluyen los estudiantes de Derecho)[121]. En 1890, una reunión de la Academia de Legislación y Jurisprudencia estudió su reorganización o disolución[122]; el entusiasmo de los asistentes a la reunión y la incorporación de nuevos abogados sugirió una nueva etapa para la mencionada Academia.

- **Academia de Ciencias Físicas de Salamanca**

Inaugurada el 9 de diciembre de 1888. Fue organizada por los alumnos de la Facultad de Ciencias con el apoyo de la Universidad de Salamanca. Su presidente fundador fue D. Manuel Bartolomé Lurasqui[123].

El excelentísimo señor rector don Mamés Esperabé Lozano presidió el acto fundacional y declaró inaugurada la mencionada Academia. Fue el padrino del acto, y el encargado de leer el discurso inaugural, el Dr. D. José Villar y Macías (Decano y catedrático de la Facultad de Ciencias de la Universidad de Salamanca). Activa durante los años 1889 y 1890.

- **Academia Meléndez Valdés**

Fundada por los estudiantes de Filosofía y Letras (octubre 1889)[124]. Fue presidente el Sr. García Revillo. Los objetos de su estudio eran la filología, filosofía, historia y literatura. Activa durante los años 1890 y 1891.

- **Academia Escolar de Ciencias**

Refundada en 1889[125]. En 1904, continuaba con sus actividades académicas.

- **Academia de Fray Luis de León**

En 1892 se anotan actividades (conferencias). Su presidente es el Sr. Revillo[126].

---

120 *El Progreso*, 15 de junio de 1884. p. 2.
121 *El Progreso*, 18 de mayo de 1884. p. 2.
122 *El Adelanto*, 6 septiembre 1890. p. 1.
123 Villar y Macías, J. «Inauguración de la Academia de Ciencias Físicas. Importancia de los estudios físicos». *Correo Médico Castellano*, 20 de diciembre de 1888; año IV (N.º 143):545-547.
124 *El Adelanto*, 30 octubre 1889. p. 2.
125 *El Adelanto*, 19 octubre 1889. p. 1.
126 *El Adelanto*, 6 abril 1892. p. 1.

- **Academia San Luis Gonzaga**

Presenta actividad en 1908. Por entonces su presidente era el Dr. D. Felipe Fernández Nieto[127].

- **Academia Literaria Renacentista**

En el prólogo de las actas de la I.ª Reunión de la Academia Literaria Renacentista (Salamanca, 10 diciembre 1979), que trató sobre fray Luis de León, decía García de la Concha: «Escribo estas líneas cuando faltan pocos días para que la Academia se reúna por segunda vez y en esta ocasión de modo extraordinario. Al cumplirse en 1980 los cuatrocientos años del nacimiento de don Francisco de Quevedo, hemos pensado que su dimensión de humanista reclamaba de nosotros el homenaje del estudio». Concluía diciendo: «Estas primeras Actas quieren ser la mejor bienvenida a quienes han atraído la llamada de la Academia Literaria Renacentista»[128].

Sabemos que la Academia tuvo continuidad y existieron nuevas reuniones para tratar a Nebrija (III reunión), Garcilaso (IV), etc.

- **Academia de Farmacia de Castilla y León**

Fundada el 4 febrero de 2010, por prestigiosos farmacéuticos y otros profesionales afines de Castilla y León. Su primer presidente fue el Excmo. Sr. D. Carlos Gómez Canga-Argüelles[129]. Aunque de ámbito regional, tiene su sede en Salamanca ciudad. Activa en el momento actual.

---

127 *El Adelanto*, 2 mayo 1908. p.1.

128 García de la Concha, V. Academia Literaria Renacentista. *Actas de la I.ª Academia* (Salamanca 10-12 de diciembre, 1979). Presentación. Ediciones Universidad de Salamanca. Salamanca 1981:7-9.

129 Web oficial: https://academiadefarmaciacastillayleon.es/

Comentarios finales

Parece importante reflejar el momento histórico de la creación-existencia de las Academias Médicas salmantinas. Nos referimos fundamentalmente a las Academias Médicas de Salamanca digamos profesionales, excluyendo a las Academias Médicas Escolares salmantinas (de alumnos):

– Academia de Medicina y Cirugía de Salamanca (1884-1888)
– Academia Médico-Farmacéutica de Salamanca (1904-1909)
– Real Academia de Medicina de Salamanca (1971-actualidad)
– Academia de Cirugía de Salamanca (1972-1977)

Primera etapa (finales del s. xix y principios del xx)

La Academia de Medicina y Cirugía de Salamanca (1884-1888) y la Academia Médico-Farmacéutica de Salamanca (1904-1909) surgen en el periodo histórico denominado de Restauración borbónica (1874 y 1931 –entre repúblicas–), bajo los monarcas Alfonso XII (1874-1885) y Alfonso XIII (1886-1931); este último incluye la dictadura del general Primo de Rivera (1923-1930).

Como recordatorio, referir que la Primera República española fue el régimen político vigente entre 1873 y 1874. La Segunda Republica existió en España entre 1931 y 1939. La guerra civil española tuvo lugar entre 1936 a 1939.

Segunda etapa (finales del s. xx y principios del xxi)

La Real Academia de Medicina de Salamanca (1971-actualidad) y la Academia de Cirugía de Salamanca (1972-1977) nacen en los últimos años de la dictadura del general Francisco Franco (1939-1975). La denominada transición hacia la democracia de 1976

(Ley para la Reforma Política) y 1978 (Constitución española) permiten la constitución de una monarquía constitucional y democracia parlamentaria, en las que actualmente vivimos. En este tiempo han sido jefes de Estado, D. Juan Carlos I, y, desde su abdicación en 2014, su hijo D. Felipe VI. Precisamente en este periodo democrático se ha desarrollado fundamentalmente la actividad de la Real Academia de Medicina de Salamanca.

Con estos precedentes y la investigación realizada, podemos concluir.

Conclusiones

1. Que, desde el siglo xix, Salamanca ha demostrado tener interés por poseer Academias Médicas propias.

2. Que las Academias Médicas salmantinas florecen siempre en los periodos borbónicos (y democráticos).

3. Que, aunque la Real Academia de Medicina de Salamanca (RAMSA) es la Academia más longeva, tiene sus precedentes en la Academia de Medicina y Cirugía de Salamanca (AMCSA), Academia más antigua entre las médicas salmantinas, y la Academia Médico-Farmacéutica de Salamanca (AMFSA).

4. Que la Academia de Cirugía de Salamanca (ACSA), fundada casi en paralelo con la RAMSA, es una Academia que podemos considerar testimonial y personalista, ya que surgió y desapareció en pocos años con su fundador.

5. Que todas las Academias Médicas salamantinas tuvieron una estrecha relación, aunque mantuvieron su independencia, con la Universidad de Salamanca. Así, se observa cómo en sus juntas directivas abundaban los catedráticos, profesores universitarios e incluso decanos de la Facultad de Medicina.

6. Destacar el impulso de los secretarios generales fundadores en el desarrollo inicial de las citadas Academias. Reconocer por ello a los Dres. López Alonso (AMCSA), de Bustos Miguel (AMFSA) y Sánchez Granjel (RAMSA).

7. Que el origen de las academias médicas (AMCSA y AMFSA) estuvo dominado por un gran entusiasmo por parte de los académicos fundadores, el cual, con el paso del tiempo, fue decayendo, y que este posiblemente fuera el motivo de la desaparición de las referidas Academias. No obstante, hay que resaltar que sus últimas directivas las formaban personas muy solventes.

8.   Que la constitución de la AMCSA seguramente tuvo que ver con la existencia de la Facultad Libre de Medicina (no Estatal), con la finalidad de aportar más empuje local a esta.

9.   Que el origen de la AMFSA, una Academia mixta entre médicos y farmacéuticos, seguramente tuvo que ver con la creación-nacimiento de sus respectivos colegios profesionales.

10.   Que el ámbito de actuación de la Academias Médicas era únicamente local. Solo la RAMSA fue catalogada desde el origen como Academia de Distrito.

11.   Que tanto AMCSA como AMFSA contaron con revistas propias, denominadas el *Correo Médico Castellano* y *Revista Médica Salmantina*, respectivamente. La RAMSA, por su parte, tuvo una pequeña iniciativa al respecto (en el 2005) que no tuvo continuidad.

12.   Que el fenómeno de las Academias en Salamanca, además de ser un fenómeno histórico de siglos, se extendió a las denominadas Academias Escolares (medicina, derecho, ciencias, humanidades, etc.), cuyos primeros intentos se inician a mediados del s. xviii.

13.   Que la existencia de tantas Academias Médicas Escolares, que aparecen y desaparecen, tiene mucho que ver con el entusiasmo del alumnado fundador, y hay que comprender que estos tienen un espacio temporal en Salamanca.

14.   Que queda por conocer el impacto de las Academias salmantinas en general, y médicas en particular, si bien hemos de suponer que existió y existe un beneficio científico, profesional y social de su entorno.

Bibliografía

1. Alejo Montes, FJ; Rodríguez García, MC. *Los estudios de la Facultad de Medicina en la Universidad de Salamanca de finales del siglo XVI*. Espacio, Tiempo y Forma, Serie IV, H. Moderna, t. 7, 1994:37-50.

2. *Anales de la Academia de Cirugía de Salamanca*. Madrid 1975.

3. Boletín Oficial del Ministerio de Educación y Ciencia (BO del M. de E. y C.). Orden de 2 de enero de 1971, publicado el 22 de febrero de ese mismo año (n.º 15, página 590).

4. Carreras Panchón, A. «La Medicina. Siglos XVI-XIX». En *La Historia de la Universidad de Salamanca* (Coord. Luis E. Rodríguez-San Pedro Bezares). III.1. Saberes y confluencias. Ediciones Universidad de Salamanca, Salamanca 2006;314-316.

5. Colegio Oficial de Farmacéuticos de Salamanca. Historia. https://cofsalamanca.com

6. Colegio Oficial de Médicos de Salamanca. Historia. https://comsalamanca.es

7. *Correo Médico Castellano*, 1885.

8. Cuadrado Cabezón, F. «El síndrome retroperitoneal en los procesos abdominales agudos». Discurso leído en el solemne acto de su recepción pública, celebrada el día 27 de enero de 1973. Salamanca, 1973.

9. De Bustos, J. Memoria 1906. «Academia Médico-Farmacéutica de Salamanca». *Revista Médica Salmantina*, diciembre 1906;263-267.

10. «Efemérides. 120 aniversario del Colegio de Médicos. 120 años de lucha por una Medicina ética y reconocida». *Salamanca Médica* 2004;7:50-53.

11. *El Adelanto*, 1880, 1889, 1890, 1892, 1903-1909, 1927.

12. *El Eco del Tormes*, 1877, 1878.

13. *El Estudiante*, 1896.

14. *El Progreso*, 1884, 1886.

15.	Federico Hoyos de Onís. *Farmacéuticos ilustres.* https://www.farmaceuticos.com/el-consejo-general/consejo-general/patrimonio-historico/farmaceuticos-ilustres/federico-hoyos-de-onis/

16.	García de la Concha, V. Academia Literaria Renacentista. Actas de la I Academia (Salamanca 10-12 de diciembre, 1979). Presentación. Ediciones Universidad de Salamanca. Salamanca 1981:7-9.

17.	García-Sancho, Martín L. Sesión necrológica (día 10 de mayo de 2011) en memoria del Excmo. Sr. D. Santiago Tamames Escobar. Discurso de precepto. Anales de la Real Academia Nacional de Medicina 2011; Tomo CXXVIII. Cuaderno segundo, pp. 357-386.

18.	Granjel, LS. *Historia de la Real Academia Nacional de Medicina.* Ed RANM. Madrid 2006.

19.	Granjel, LS. *La Facultad Libre de Medicina de Salamanca (1868-1903).* Salamanca: Centro de Estudios Salmantinos, 1989.

20.	Granjel, LS. *Los estudios de Medicina en Salamanca. Ensayo histórico.* Salamanca: Real Academia de Medicina de Salamanca; 1989.

21.	Gutiérrez Rodilla, BM (coordinadora). *Real Academia de Medicina de Salamanca. Historia de la RAMSA. 50º Aniversario (1971-2001).* Ediciones Universidad de Salamanca. Salamanca. 2023.

22.	*La Opinión. El Correo de Zamora,* 2022.

23.	López Alonso, J. Conferencia. Academia Médico Escolar de Medicina de Salamanca. *Correo Médico Español,* 10 junio 1986; año III (Nº 52):249-251.

24.	López Alonso, J. Dr. D. Ángel Villar y Macías. *Correo Médico Castellano,* 12 de marzo de 1885; año II (Nº 17): 131-136.

25.	Lozano Sánchez, F. «Universidades, academias y asociaciones científicas». *Salamanca Médica* 2023;7846.

26.	Lozano Sánchez, FS. «La medalla de la Real Academia de Medicina de Salamanca». En *Real Academia de Medicina de Salamanca. Historia de la RAMSA. 50º Aniversario (1971-2001).* Ediciones Universidad de Salamanca. Salamanca. 2023:295-299.

27.	Lozano Sánchez, FS. «Desde la RAMSA. Real Academia de Medicina de Salamanca». *Salamanca Médica* 2022;74, p. 32.

28.	Martín Rodrigo, R. «Dr. Don Gonzalo García Rodríguez». En Maestros con Historia. *Salamanca Médica* 2017;55:35-38.

29.	Martín Rodrigo, R. «Dr. Don Nicasio Cimas Leal, presidente del Colegio Médico». En Maestros con historia. *Salamanca Médica* 2015;49:36-39.

30.	Martín Rodrigo, R. «Dr. Don José Bustos y Miguel, presidente del Colegio Médico». En Maestros con Historia. *Salamanca Médica* 2014;47:32-35.

31.	Martín Rodrigo, R. «Dr. Darío Carrasco Pardal». En Maestros con historia. *Salamanca Médica* 2014;46:56-60.

32.	Martín Rodrigo, R. «Dr. D. Juan José González Pérez. Una de las figuras más señeras de un apellido muy médico». En Maestros con Historia. *Salamanca Médica* 2010;40:23-25.

33.	Martín Rodrigo, R. «Don Antonio Díez González. Una estatua para Antonio Díez González. Salamanca». En Maestros con Historia. *Salamanca Médica* 2009;33:28-29.

34. Martín Rodrigo, R. «El doctor José López Alonso. Del cólera a su prolífica labor como escritor». En Maestros con historia. *Salamanca Médica* 2007;23:29-31.

35. Martín Rodrigo, R. «Arturo Núñez García. Un médico al servicio de la enseñanza». En Maestros con Historia. *Salamanca Médica* 2006;20:28-29.

36. *Memoria Académica de los años 1971 a 1976*. Real Academia de Medicina de Salamanca. Salamanca, 1977.

37. Memorias del curso 1900 a 1901-1910 a 1911. Universidad de Salamanca.

38. Peset, M; Peset, JL. «Lecturas de extraordinario y academias». En el capítulo *Reformas ilustradas del siglo XVIII*. En *La Historia de la Universidad de Salamanca* (Coord. Luis E. Rodríguez-San Pedro Bezares). I. Trayectoria y Vinculaciones. Ediciones Universidad de Salamanca, Salamanca 2002;183-185.

39. Posazol, L. «Crónica de la decena: Academia de Medicina». *Correo Médico Castellano*, 30 de abril de 1888; año IV (N.º 120):177-178.

40. Posazol, L. «Crónica de la decena: Academia de Medicina». *Correo Médico Castellano*, 10 de octubre de 1888; año IV (N.º 136):435.

41. Puertas, M. «Los médicos que reactivaron la desaparecida Facultad de Medicina». *Salamanca Médica* 2004;7:46-48.

42. Puertas, M. «Isidro Segovia, constante defensor de la Facultad de Medicina». *Salamanca Médica* 2004;6:30-31.

43. Puertas, M. «Hipólito Rodríguez Pinilla, el padre de la hidrología como disciplina académica». En Maestros con Historia. *Salamanca Médica* 2004;4:30-31.

44. Real Academia Española. *Diccionario de la lengua española* (23 edición).

45. *Revista Médica Salmantina*, 1907, 1908, 1910.

46. Román Sánchez, R. «La Academia de Santo Tomás en Salamanca. Su actividad según el semanario *La Semana Católica de Salamanca*» (1886-1897). *Archivo Dominicano* XXXVII (2016);1-40:597-636.

47. Sánchez Granjel, L. «Orígenes del Colegio de Médicos de Salamanca. 1. El Colegio de 1894». *Revista Salamanca Médica* 2003;2:30.

48. Sánchez Granjel, L. «La medicina española del siglo XVIII (Vol. IV)». En la *Historia General de la Medicina Española*. Salamanca, Universidad de Salamanca, 1979.

49. Sánchez Granjel, L. «Médicos novelistas y novelistas médicos». Discurso leído en el solemne acto de su recepción pública, celebrada el día 14 de junio de 1973. Salamanca, 1973.

50. Solano, L. «Crónica de la decena: Las Sociedades Científicas». *Correo Médico Castellano*, 28 de febrero de 1886; año III (N.º 42):83.

51. Solano, L. «Crónica de la quincena: Languidez de nuestras academias». *Correo Médico Castellano* 12 de febrero de 1885; año II (N.º 15): 66-67.

52. Solano, L. «Crónica de la quincena: Academia de Medicina». *Correo Médico Castellano*, 12 de marzo de 1885; año II (N.º 17): 129-130.

53. Solano, L. «Crónica de la quincena: Academia de Medicina». *Correo Médico Castellano*, 27 de marzo de 1885; año II (N.º 18):161-162.

54. Solano, L. «Crónica de la quincena: Academia de Medicina». *Correo Médico Castellano*, 27 de abril de 1885; año II (N.º 20):227-228.

55. Solano, L. «Crónica de la quincena: Academia de Medicina». *Correo Médico Castellano*, 27 de noviembre de 1885; año II (N.º 34):675.

56. Tárraga López, PJ; Solera Albero, J; Arjona Laborda, E. «De las Reales Academias de Medicina del siglo xviii a las Academias de Medicina de Castilla la Mancha del siglo xxi». *Journal of Negative & No Positive Results*. 2020;5 (2):141-155.

57. Tejerizo López, JC. *Real Academia de Medicina de Salamanca. Una crónica muy personal.* Gráficas Cervantes. Salamanca, 2006.

58. Urkia Etxabe, JM. *Vida y Obra de Luis Sánchez Granjel.* Ediciones Universidad Salamanca. Primera edición: julio, 2018.

59. Web oficial: https://academiadefarmaciacastillayleon.es/

60. Web oficial: http://www.ramsa.org

61. Villar y Macías, J. Inauguración de la Academia de Ciencias Físicas. Importancia de los estudios físicos. *Correo Médico Castellano*, 20 de diciembre de 1888; año IV (Nº 143):545-547.

62. Zapatero Ballesteros, E. *Historia de la Real Academia de Medicina y Cirugía de Valladolid*, 1950.

Acrónimos y abreviaturas

AMCSA   Academia de Medicina y Cirugía de Salamanca

AMFSA   Academia Médico-Farmacéutica de Salamanca

BO   Boletín Oficial

COMSAL   Colegio Oficial de Médicos de Salamanca

MIR   Médico Interno Residente

RAE   Real Academia Española

RAMSA   Real Academia de Medicina de Salamanca

RANME   Real Academia Nacional de Medicina de España

s.   Siglo

USAL   Universidad de Salamanca

Tablas y figuras que aparecen en el texto

Fig. 6.   Página final del texto de los Estatutos (1733), con las firmas de los tertulianos funda-
           dores.

Fig. 7.   Estatutos de la Academia Médica Matritense (1734), base previa de la Real Academia
           Nacional de Medicina.

Fig. 8.   Botica de D. José Ortega Hernández, situada en la calle Montera de Madrid, y lápida
           conmemorativa (13 de septiembre de 1934).

Fig. 9.   Un discurso inaugural de la Real Academia de Medicina de Castilla la Vieja (año
           1867).

Fig. 10.   Aula o general destinada a la enseñanza de la Medicina. Actualmente el aula está
           dedicada a la memoria del dominico Francisco de Vitoria, catedrático de teología de
           la USAL (entre 1526 y 1546), principal exponente de la Escuela de Salamanca y del
           derecho internacional moderno. Universidad de Salamanca. Fachada de las Escuelas
           Mayores (Juan Laurent 1878, National Gallery of Art Library, Washington D.C.).
           Una inscripción incrustada en el dintel de la puerta del aula dice: *Medicinae Serva-
           trici. Corpora ut animae inhabitent suavius, et vita tot periculis obnoxia con stet, senatus
           consuluit Philosophiae et Astronomiae* (Medicina conservadora. El Senado consultó a
           la filosofía y a la astronomía para que los cuerpos pudieran ser habitados más placen-
           teramente por las almas y para que la vida estuviera sujeta a tantos peligros).

Fig. 11.   Portada de la revista *Correo Médico Castellano*. Órgano de expresión de la Academia
           de Medicina y Cirugía de Salamanca (1884-1888).

Fig. 12.   Eco del Tormes (1877). Fundación de la Academia Tocológica (Obstétrica) Escolar
           de Salamanca.

Fig. 13.   Pedro Sánchez Llevot (1823-1894). Primer decano de la Facultad Libre de Medicina
           de Salamanca (1869). Presidente honorario de la Academia de Medicina y Cirugía de
           Salamanca (1884).

Fig. 14.   José Villar y Macías. Presidente de la Academia de Medicina y Cirugía de Salamanca
           (1884). Profesor de la Facultad Libre de Medicina de Salamanca de la asignatura
           Medicina Legal y Toxicología y, posteriormente, de Higiene Privada.

Fig. 15.   Inauguración de la Academia de Medicina y Cirugía de Salamanca (19 de octubre
           1884). Portada en *El Progreso*, 1884.

Fig. 16.   Portada de *El Progreso* (1984). Entre los meses de julio y agosto la prensa informa
           en repetidos números de las sesiones de la Academia sobre la «Profilaxis del cólera».
           Salamanca atravesó una epidemia de cólera en 1885 y 1886.

Fig. 17.   Galería de presidentes de la Academia de Medicina y Cirugía de Salamanca (1884-
           1888). De izquierda a derecha: Ramón Carranza Ibáñez (1884), Ángel Villar y Ma-
           cías (1884-1885) y Marciano de Nó y Alonso (1885-1888).

Fig. 18.   Dr. Jaime Ferrán y Clúa (1851-1929). Descubridor de la vacuna del cólera. Fue
           nombrado académico honorario de la Academia de Medicina y Cirugía de Salamanca
           (1885).

Fig. 19.   José López Alonso (1854-1910). Conferencia pronunciada en la Academia Escolar
           de Medicina (1886).

Fig. 20.   Isidro Segovia y Corrales (1856-1925). Decano de la Facultad Libre de Medicina de
           Salamanca (1900-1925).

Fig. 21.   Portada de *El Adelanto* de 23 de enero de 1927. Inauguración de la Academia Médico-Escolar de Salamanca (24 de enero).

Fig. 22.   Gregorio Marañón Posadillo (1887-1960) y Agustín del Cañizo García (1876 – 1956). Respectivamente padrino nacional y local de la recién creada Academia Médico-Escolar de Salamanca (1927).

Fig. 23.   Darío Carrasco Pardal (1905-1977). Presidente fundador de la Academia Médico-Escolar de Salamanca, fundada en 1927. Posteriormente (1977) fue nombrado académico electo de la Real Academia de Medicina de Salamanca, pero no pudo tomar posesión por fallecimiento.

Fig. 24.   Raúl Antúnez-Conde Hidalgo (1993 -). Presidente de la Academia de Alumnos Internos de Medicina de la Universidad de Salamanca, fundada en 2015.

Fig. 25.   Cabecera de la *Revista Medica Salmantina*. Órgano de expresión de la Academia Médico-Farmacéutica de Salamanca.

Fig. 26.   Academia Médico-Farmacéutica de Salamanca. Primera Junta de Gobierno (1904-1905). En la imagen D. Angel Núñez Sampelayo (presidente), y D. José de Bustos Miguel (secretario).

Fig. 27.   Inauguración oficial de la Academia Médico-Farmacéutica de Salamanca (7 de febrero de 1904, en el Salón de Grados del edificio histórico de la Universidad de Salamanca).

Fig. 28.   Academia Médico-Farmacéutica de Salamanca. Segunda Junta de Gobierno (1906-1907). Indalecio Cuesta Martín (presidente) y Arturo Núñez García (vicepresidente).

Fig. 29.   Academia Médico-Farmacéutica de Salamanca. Tercera Junta de Gobierno (1908-1909). Isidro Segovia Corrales (presidente) e Hipólito Rodríguez Pinilla (vicepresidente).

Fig. 30.   Galería de presidentes de la Academia Médico-Farmacéutica de Salamanca. (1904-1909). De izquierda a derecha: Ángel Núñez Sampelayo (1904-1905), Indalecio Cuesta Martín (1906-1907), y Isidro Segovia Corrales (1908-1909).

Fig. 31.   Federico Hoyos de Onís (1875-1938). Licenciado y Doctor en Farmacia. Vocal de la segunda y tercera Junta Directiva de la Academia Médico-Farmacéutica de Salamanca (1906-1909).

Fig. 32.   Paraninfo de la Universidad de Salamanca en la actualidad. El 6 de enero de 1938 y en el paraninfo de la Universidad de Salamanca se reunieron todas las Academias en sesión solemne, y decidieron que a partir de ese momento conservarían el título de Reales en alusión a su origen histórico y formarían juntas un cuerpo con el nombre de Instituto de España.

Fig. 33.   Boletín Oficial del Ministerio de Educación y Ciencia de 22 de febrero de 1971 y con fecha de 2 de enero del 1971. Creación de la Real Academia de Medicina de Salamanca.

Fig. 34.   Junta Directiva provisional de la Real Academia de Medicina de Salamanca (1971-1976). De la parte superior a la inferior y de izquierda a derecha: Fernando Cuadrado Cabezón (presidente), Luis Zamorano Sanabre (vicepresidente), Luis Sánchez Granjel (Secretario General), Carlos Gil Gayarre (Vicesecretario-contador), José María Bayo y Bayo (tesorero), y José Antonio Clavero Núñez (bibliotecario).

Fig. 35.   Medalla y anagrama de la Real Academia de Medicina de Salamanca.

Fig. 36.   Colegio Arzobispo Fonseca (Salamanca). Primera sede de la Real Academia de Medicina de Salamanca (1971-1987). Despacho y sala de juntas-biblioteca.

Fig. 37.   Portada del primer número de la *Revista de la Real Academia de Medicina de Salamanca* (diciembre, 2005).

Fig. 38.   Académicos de honor de la Real Academia de Medicina de Salamanca: Excmo. Sr. D. Antonio Puigvert Gorro (Santa Coloma de Gramanet 1905-Barcelona 1990) y el Excmo. Sr. D. José Luis Balibrea Cantero (Madrid 1936-Madrid 2023). Urólogo y cirujano respectivamente.

Fig. 39.   Galería de presidentes de la Real Academia de Medicina de Salamanca: Excmo. Dres. D. Fernando Cuadrado Cabezón (1971-1976), Luis Sánchez Granjel (1977-1988), Joaquín Montero Gómez (1989-1998), Juan Antonio González y González (1999-2006), José Ángel García Rodríguez (2006-2012), Enrique Battaner Arias (2013-2021) y Francisco S. Lozano Sánchez (2022-actualidad).

Fig. 40.   Real Academia de Medicina de Salamanca. Junta de Gobierno, desde enero 2022.

Fig. 41.   Miembros de las juntas directivas de la Academia de Medicina y Cirugía de Salamanca (1884-1888) y de la Academia Médico-Farmacéutica de Salamanca (1904-1909), y a su vez decano de la Facultad Libre u Oficial –según periodos– de Medicina de Salamanca. A la izquierda, Pedro Sánchez Llevot (1869-1894) y José Esteban Lorenzo (1894-1897). A la derecha, Isidro Segovia Corrales (1900-1925) y Arturo Núñez García (1925-1929).

Fig. 42.   Académicos numerarios de la Real Academia de Medicina de Salamanca, y rectores de la Universidad de Salamanca. Arriba, de izquierda a derecha: Julio Rodríguez-Villanueva (1972-1979) y Pedro Amat Muñoz (1980-1986); abajo, de izquierda a derecha: Enrique Battaner Arias (2003-2007), y Juan Manuel Corchado Rodríguez (2024-).

Fig. 43.   Académicos numerarios, electos o correspondientes de la Real Academia de Medicina de Salamanca, y decanos de la Facultad de Medicina (desde 1940), Farmacia o Ciencias de la Universidad de Salamanca. Facultad de Medicina (de izquierda a derecha): Fermín Querol Navas (electo), Fernando Cuadrado Cabezón (numerario), Luis Zamorano Sanabre (electo), Pedro Amat Muñoz (numerario), José Ángel García Rodríguez (numerario), Alberto Gómez Alonso (numerario), Juan Montero Gómez (numerario), Ricardo Vázquez Rodríguez (correspondiente), Agustín Bullón Sopelana (numerario), José Paz Bouza (correspondiente), Francisco Javier García Criado (electo), José Carretero González (numerario). Facultad de Farmacia: Alfonso Domínguez Gil-Hurlé (numerario). Facultad de Ciencias: Juan Manuel Corchado Rodríguez (numerario).

Fig. 44.   Santiago Tamames Escobar (1928-2011). Presidente fundador de la Academia de Cirugía de Salamanca (1972).

Fig. 45.   Escudo de la Academia de Cirugía de Salamanca.

Fig. 46.   Portada de los Anales de la Academia de Cirugía de Salamanca (1975).

Fig. 47.   Portada de la revista *El Estímulo*. Primer órgano oficial de la Academia Santo Tomás de Aquino de Salamanca (1902).

Fig. 48.   Convento de San Esteban en Salamanca. Aula Magna.

ANEXOS

ANEXO 1

Academias "Escolares" de Medicina en Salamanca

Alumnos de Medicina	Obstétrica Escolar	Escolar de Medicina	Médico Escolar	Escolar de Medicina	Alumnos Internos de Medicina
1749-?	1877-78 (?)	1886-90 (?)	1903-09 (?)	1927-?	2015-17 (?)

Academias de Medicina en Salamanca

Academia de Medicina y Cirugía de Salamanca	Academia Médico-Farmacéutica de Salamanca	Real Academia de Medicina de Salamanca	Academia de Cirugía de Salamanca
1884-1888 (?)	1904-1909 (?)	1971-2024	1972-1977 (?)

Academias Médicas en Salamanca, escolares (arriba) y profesionales (abajo).
Distribución a través del tiempo.

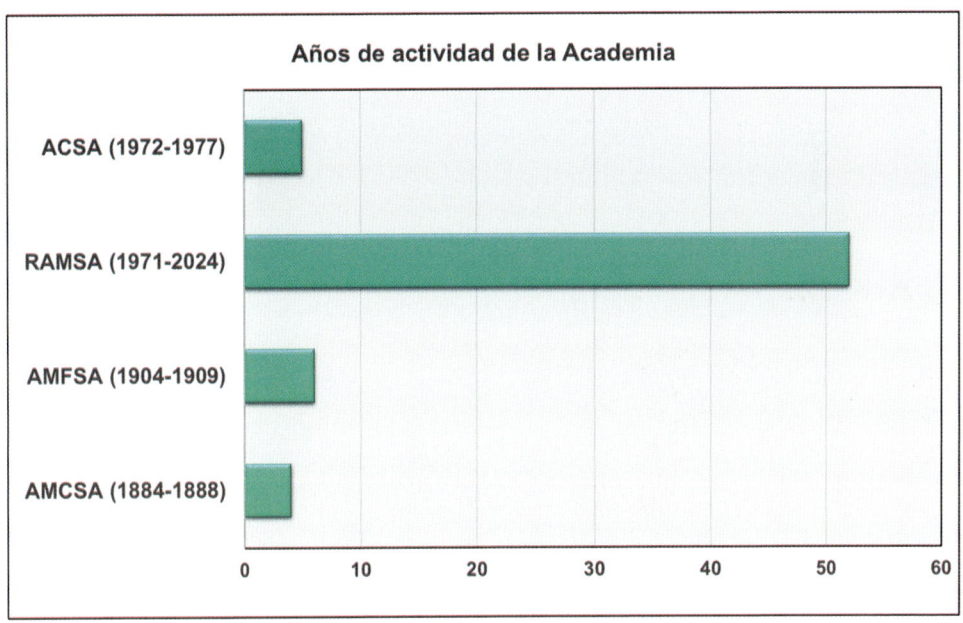

Años de actividad de las Academias Médicas de Salamanca.
AMCSA, Academia de Medicina y Cirugía de Salamanca; AMFSA, Academia Médico-Farmacéutica
de Salamanca; RAMSA, Real Academia de Medicina de Salamanca; ACSA, Academia de Cirugía de Salamanca.

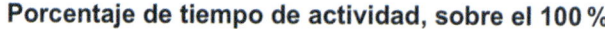

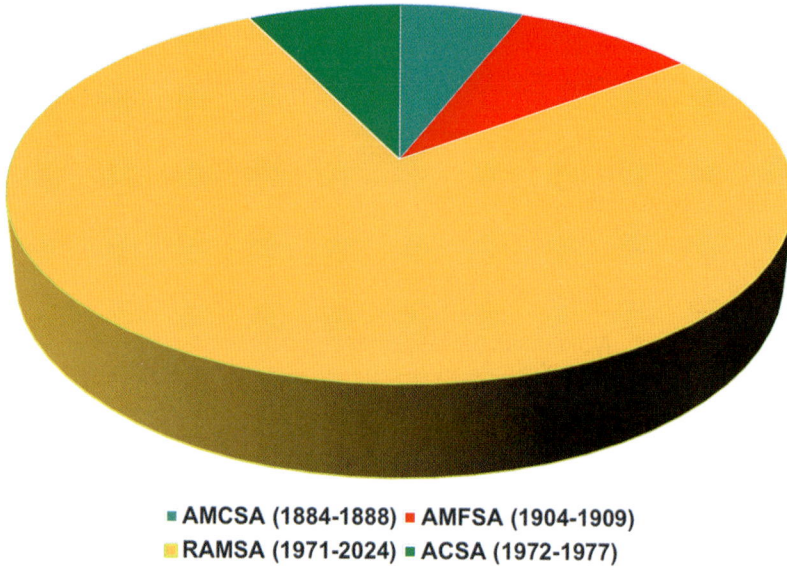

Actividad de las Academias Médicas de Salamanca. Porcentaje sobre el total.
AMCSA, Academia de Medicina y Cirugía de Salamanca; AMFSA, Academia Médico-Farmacéutica de Salamanca;
RAMSA, Real Academia de Medicina de Salamanca; ACSA, Academia de Cirugía de Salamanca.

ANEXO 2

Academias Médicas de Salamanca: principales nombres propios

AMCSA
Ramón Carranza Ibáñez

Ángel Villar y Macías

Marciano de No Alonso

José Esteban Lorenzo

Pedro Sánchez Llevot

José López Alonso

AMFSA
Ángel Núñez Sampelayo

Indalecio Cuesta Martín

Arturo Núñez García

Isidro Segovia y Corrales

Hipólito Rodríguez Pinilla

José de Bustos Miguel

Agustín del Cañizo García

RAMSA
Fernando Cuadrado Cabezón

Luis Sánchez Granjel

ANEXO 3

Real Academia de Medicina de Salamanca

Académicos numerarios (actuales)

Excmo. Sr. D. Enrique Battaner Arias. Presidente de Honor
Ilma. Sra. Dña. Consuelo del Cañizo Fernández-Roldán
Ilmo. Sr. D. José Carretero González
Ilmo. Sr. D. Juan Manuel Corchado Rodríguez
Ilmo. Sr. D. Juan Jesús Cruz Hernández
Ilmo. Sr. D. José Miguel de Diego Gómez
Ilmo. Sr. D. Alfonso Domínguez-Gil Hurlé
Ilmo. Sr. D. Manuel Ángel Franco Martín
Ilmo. Sr. D. Luis García Ortiz
Excmo. Sr. D. José Ángel García Rodríguez. Presidente de Honor
Ilmo. Sr. D. Alberto Gómez Alonso
Ilmo. Sr. D. Felipe Gómez Toranzo
Excmo. Sr. D. Juan Antonio González González. Presidente de Honor
Ilmo. Sr. D. José María González Santos
Ilmo. Sr. D. Rogelio González Sarmiento
Ilma. Sra. Dña. Bertha Gutiérrez Rodilla
Ilmo. Sr. D. Marcelo Fernando Jiménez López
Ilmo. Sr. D. Carlos Kaiser Ramos
Ilmo. Sr. D. Juan Luis Lanchares Pérez
Excmo. Sr. D. Francisco S. Lozano Sánchez
Ilmo. Sr. D. Cándido Martín Luengo
Ilmo. Sr. D. Juan Fernando Masa Jiménez
Ilma. Sra. Dña. María Victoria Mateos Manteca
Ilmo. Sr. D. Miguel Ángel Merchán Cifuentes
Ilmo. Sr. D. Clemente Muriel Villoria
Ilmo. Sr. D. Luis Ortega Martín-Corral
Ilma. Sra. Dña. María del Carmen Sáenz González
Ilmo. Sr. D. Ángel Sánchez Rodríguez
Ilmo. Sr. D. Ricardo Santamaría Lozano
Ilmo. Sr. D. Eugenio Santos de Dios
Ilmo. Sr. D. José Matías Tabernero Romo

Académicos numerarios electos (ingreso en 2024)

Ilmo. Sr. D. Ignacio Casado Naranjo
Ilmo. Sr. D. Ignacio Dávila González
Ilma. Sra. Dña. María Dolores Ludeña de la Cruz
Ilmo. Sr. D. Jesús Martín García

Académicos honorarios (actuales)

Ilmo. Sr. D. Luis Enríquez Acosta
Ilmo. Sr. D. Manuel Martín Marcos
Ilmo. Sr. D. José María Medina Jiménez
Ilmo. Sr. D. Ginés Llorcá Ramón
Ilmo. Sr. D. Jesús San Miguel Izquierdo

Académicos correspondientes actuales (electos, premiados y extranjeros)

Dr. D. Jorge Luciano Alió y Sanz
Dr. D. Antonio Jesús Álvarez-Morujo Suárez
Dr. D. Gaspar Manuel Amat Peral
Dr. D. Pedro Amat Peral
Dr. D. Miguel Ángel Arrabal Polo
Dr. D. José María Bastida Bermejo
Dr. D. Angel Batuecas Caletrío
Dr. D. Moncef Belhassen García
Dr. D. Javier Bravo Piris
Dr. D. Juan Bustamante Munguira
Dr. D. Javier Cañueto Álvarez
Dr. D. Santiago Carbajo Pérez
Dr. D. Antonio Carreras Panchón
Dr. D. Alberto Conde Ferreirós
Dr. D. Ignacio Cruz González
Dr. D. Ángel Díez Cascón
Dr. D. Jacinto Duarte García-Luis
Dr. D. Ricardo Escribano Albarrán
Dr. D. José Antonio Galbán Pereira
Dr. D. Francisco Javier García Criado
Dr. D. Ángel García Iglesias
Dr. D. José Ángel García Sáenz
Dra. Dña. M.ª Elena García Sánchez
Dr. D. José Elías García Sánchez
Dr. D. Juan A. García Sanz
Dr. D. José Manuel Garrote Muñoz
Dr. D. Francisco Giner Abati
Dr. D. Manuel Gómez Benito
Dra. Dña. M.ª Benita Gómez Esteban
Dr. D. Antonio Cándido Gómez García
Dr. D. José Luis Gómez Ratón
Dr. D. Victoriano R. Gómez Zancajo
Dr. D. Manuel González González
Dr. D. Jesús González Macías
Dr. D. Santiago González Pérez
Dr. D. Carlos Dante Heredia García
Dr. D. Emiliano Hernández Galilea

Dr. D. Jerónimo Hernández Hernández
Dr. D. Jesús M. Honorato Pérez
Dra. Dña. Cristina Jiménez Sánchez
Dr. D. Joaquín F. López Marcos
Dr. D. Antonio López Valverde Centeno
Excmo. Sr. D. Miguel Lucas Tomás
Dr. D. Javier Mancilla Ramírez
Dr. D. Antonio Marín Pérez-Tabernero
Dra. Dña. M.ª Isabel Martín Arribas
Dr. D. Agustín Martín Pascual
Excmo. Sr. D. Roberto Medina Santillán
Dr. D. Pedro P. Medina Vico
Dr. D Ángel Muñoz Herrera
Dr. D. Miguel Ángel Nalda Felipe
Dr. D. Fernando Navarro González
Dr. D. José Narros
Dr. D. Leopoldo Ortega-Monasterio Castón
Dr. D. José Ignacio Paz Bouza
Dr. D. Alejandro Pérez García
Dr. D. Antonio V. Poiares Baptista
Dr. D. José Prieto Priego
Dr. D. Jesús Prieto Veiga
Dr. D. Ramón Querol Prieto
Dr. D. Alfonso Rodríguez Rebollo
Dr. D. Juan Rodríguez Rebollo
Dr. D. Rafael Rubio Murcia
Dr. D. Enrique Saldaña Fernández
Dr. D. Fermín Sánchez Guijo
Dr. D. Santiago Santa Cruz Ruiz
Dra. Dña. M.ª Ángeles Serrano García
Dra. Dña. Isabel Silva Benito
Dr. D. Juan Uriach Marsal
Excmo. Sr. D. Misael Uribe Esquivel
Dr. D. José Luis Vaquero Puertas
Dr. D. Ricardo Vázquez Rodríguez
Dra. Dña. Virginia Velasco Tirado
Dr. D. Julio Miguel Vila y Blanco
Dra. Dña. Josefa M. Vinuesa Silva

Ingresos en 2024

Dr. Graciliano Estrada Trigueros
Dra. Dña. M.ª Josefa García Barrado
Dra. Dña. María Isidoro García

ANEXO 4

Real Academia de Medicina de Salamanca

Académicos electos y numerarios (Listado histórico. Siglo xx)

Nº	NOMBRE Y APELLIDOS	FECHA ELECTO	DISCURSO
1	Fernando Cuadrado Cabezón	2-ene-71	27-ene-73
2	Luis Sánchez Granjel	2-ene-71	2-jun-73
	Luis Zamorano Sanabre	2-ene-71	x
	Carlos Gil Gayarre	2-ene-71	x
	José Maria Bayo Bayo	2-ene-71	x
	Antonio Clavero Núñez	2-ene-71	x
	Blas Aznar González	29-mar-73	x
	Fermín Querol Navas	29-mar-73	x
12	Pedro Amat Muñoz	29-mar-73	3-mar-78
3	José Garmendia Iraundegui	29-mar-73	14-mar-74
9	Joaquín Montero Gómez	29-mar-73	2-dic-76
	Miguel Moraza Ortega	4-jul-73	x
4	Marcelino Sayans Castaños	4-jul-73	27-abr-74
5	Casimiro del Cañizo Suarez	30-abr-74	27-nov-74
6	Ángel García Hernández	30-abr-74	13-mar-75
7	Emiliano Hernández Benito	30-abr-74	16-may-75
	Antonio García Pérez	30-abr-74	x
8	Fermín Prieto Aguirre	16-oct-75	16-mar-76
15	José Ángel García Rodríguez	16-oct-75	24-jun-78
10	Ángel Valle Jiménez	16-oct-75	21-mar-77
18	Valentín Salazar Alonso-Villalobos	16-oct-75	31-may-81
11	Antonio Álvarez Morujo	24-jun-77	17-feb-78
13	Vicente Moreno de Vega	24-jun-77	3-may-78
	Darío Carrasco Pardal	24-jun-77	x
14	Fernando Simón Vicente	24-jun-77	16-jun-78
16	Juan Montero Gómez	24-jun-77	7-dic-78
20	Francisco Giral González	24-jun-77	27-feb-81
17	Juan Antonio González y González	1-jul-78	1-jun-79
19	Julio Soler Ripoll	1-jul-78	31-oct-80
22	Alberto Gómez Alonso	1-jul-78	4-nov-81

21	Miguel Armijo Moreno	1-jul-78	24-mar-81
28	Manuel Martín Marcos	3-jul-79	24-jun-94
23	María del Carmen Sáenz González	13-ene-81	5-mar-82
24	Matías Alfonso Ledesma Jimeno	13-ene-81	26-jun-82
	Antonio López Borrasca	13-ene-81	x
25	José Miguel Diego Gómez	13-ene-81	25-feb-83
26	Julio Rodríguez Villanueva	17-mar-82	17-jun-83
27	Agustín Bullón Sopelana	17-dic-93	5-may-94
29	Luciano Muñoz Barragán	17-dic-93	14-dic-95
30	Felipe Gómez Toranzo	?	8-may-00

ANEXO 5

Diplomas acreditativos

Real Academia de Medicina

DE

SALAMANCA

TÍTULO

DE

ACADÉMICO NUMERARIO

OTORGADO AL

En virtud de la aplicación del artículo 18 de los Estatutos de la Real Academia de Medicina de Salamanca, y disfrutará de las prerrogativas señaladas en su artículo 20.

EL PRESIDENTE

Salamanca, 20 de junio de 2024

Fdo.: *Francisco S. Lozano Sánchez*

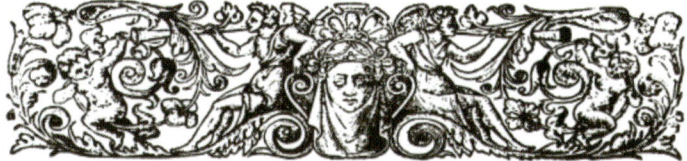

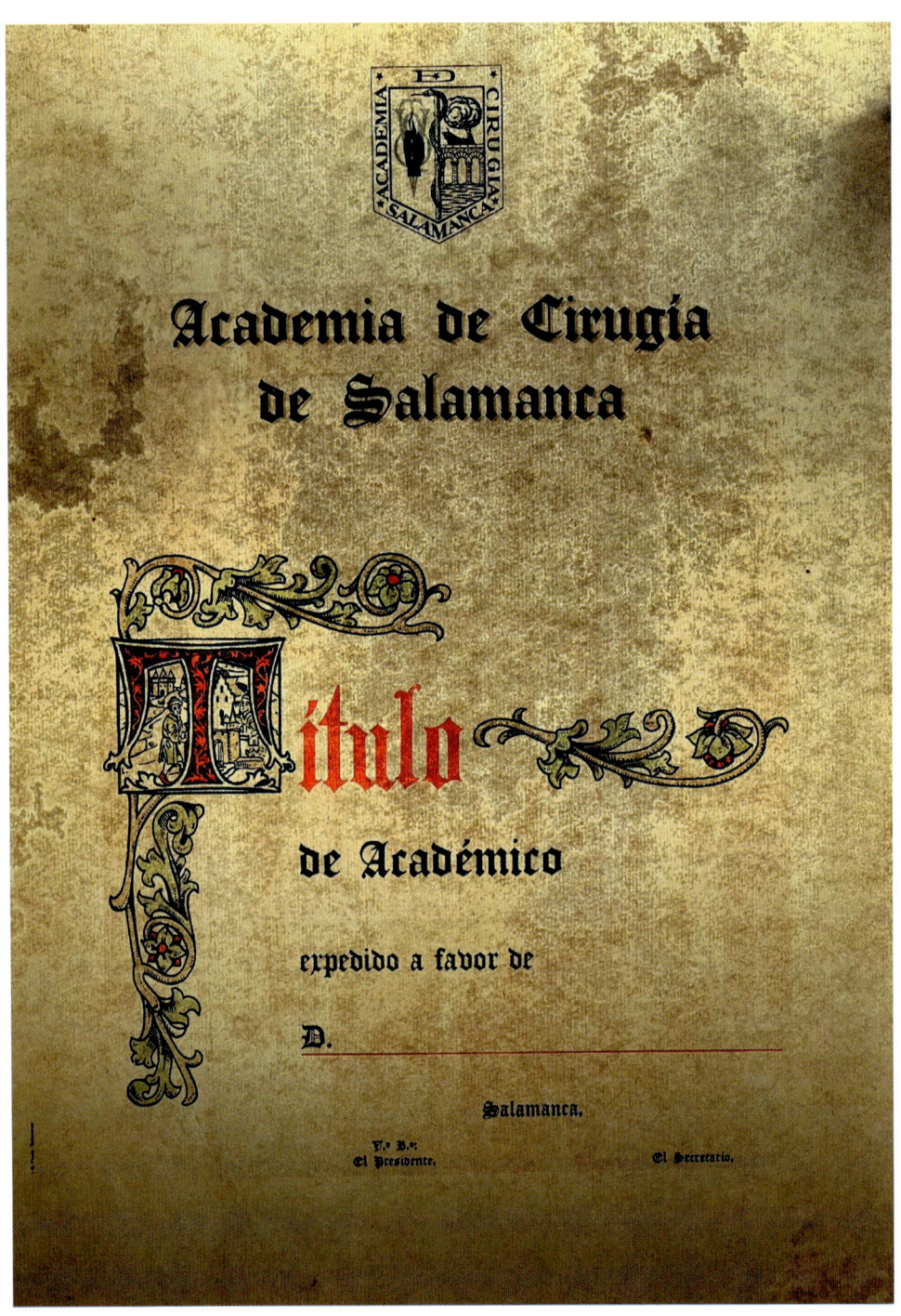

Academia de Cirugía
de Salamanca

Título

de Académico

expedido a favor de

D.

Salamanca,

V.º B.º
El Presidente,   El Secretario,

FIGURAS

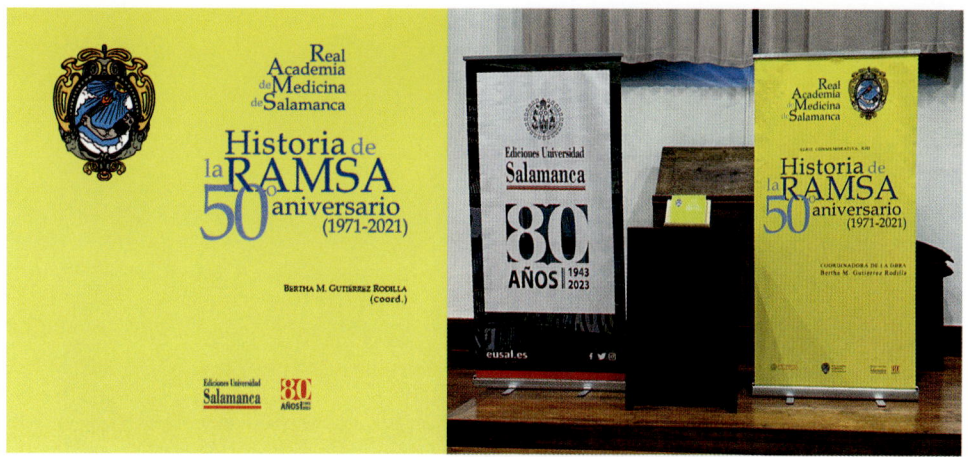

Fig. 1. Libro sobre la historia de la RAMSA. 50.º aniversario (1971-2021).

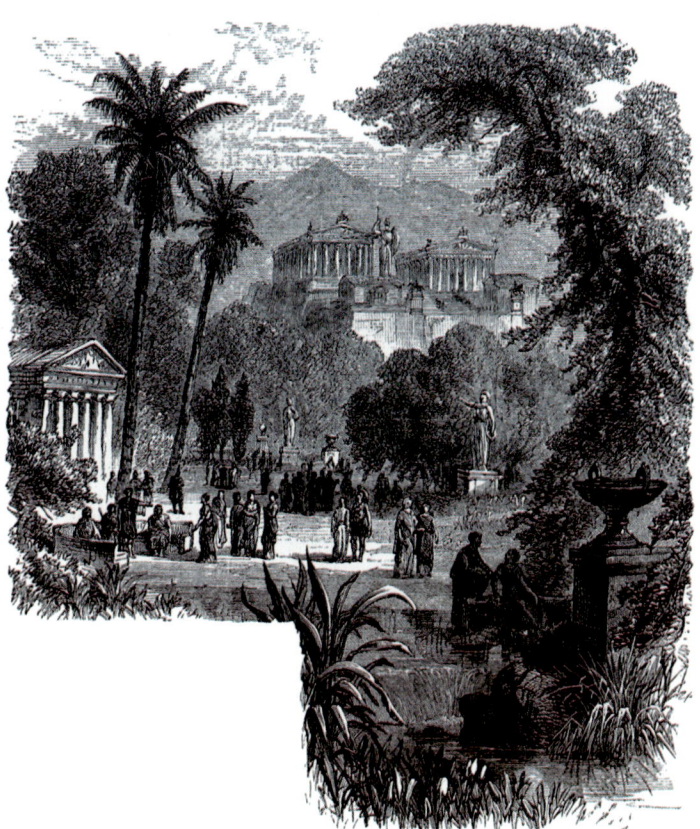

Fig. 2. Jardín de Academo (Atenas, Grecia). Ilustración de John D. Quackenbos (1882).

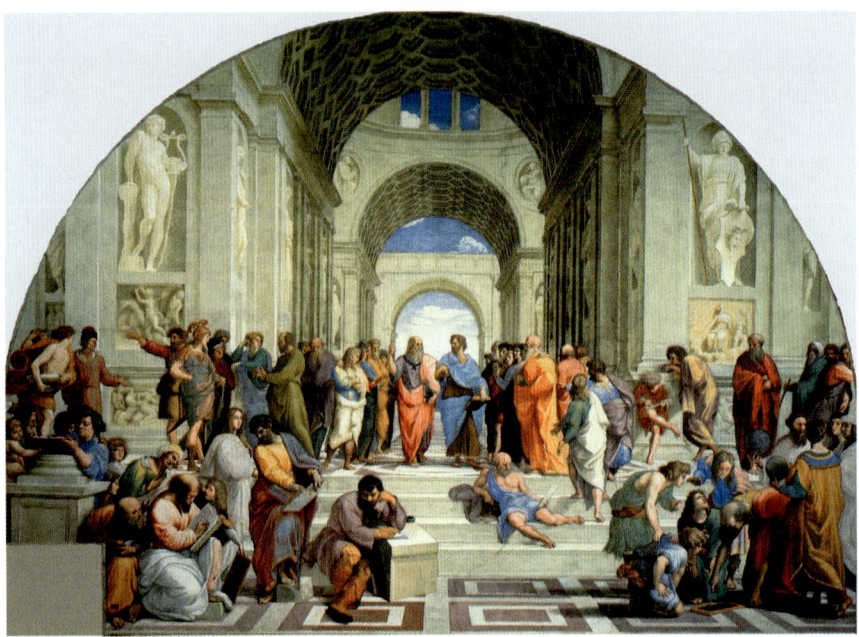

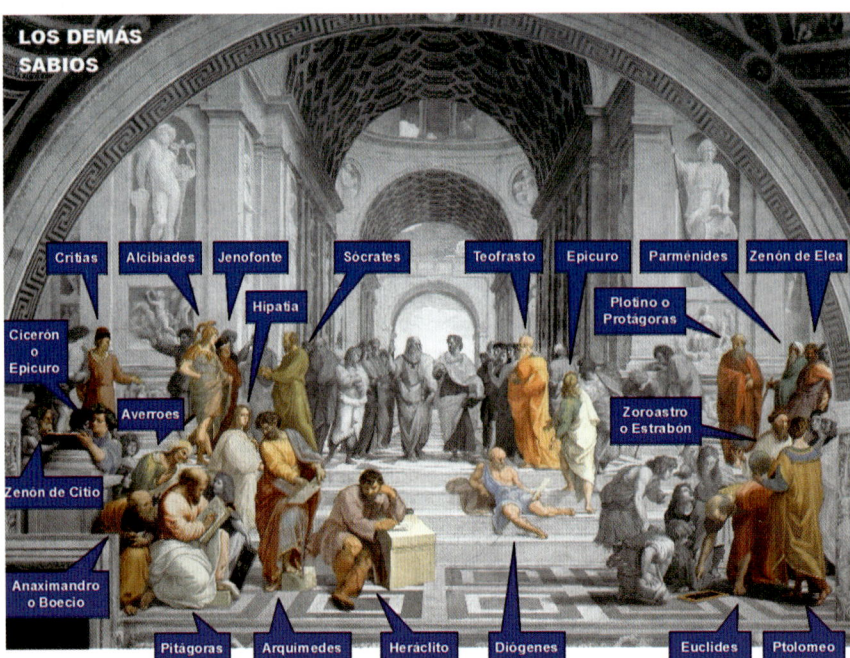

Fig. 3. Escuela de Atenas (1510-1512). Fresco de 500 cm x 770 cm, de Rafael Sanzio.
Palacio Apostólico de la Ciudad del Vaticano. Museos Vaticanos. Ciudad del Vaticano.
Representa a los sabios de la Antigüedad (parte inferior).

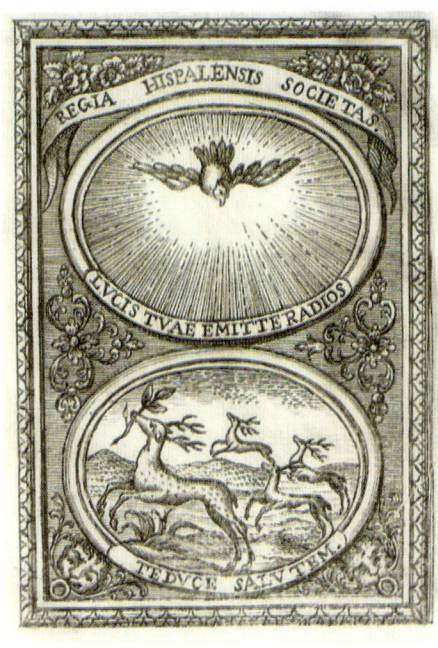

Fig. 4. *Regia Hispalensis Societas*. Grabado en cobre hacia 1810 que representa el escudo de la Real Academia de Medicina y Cirugía de Sevilla.

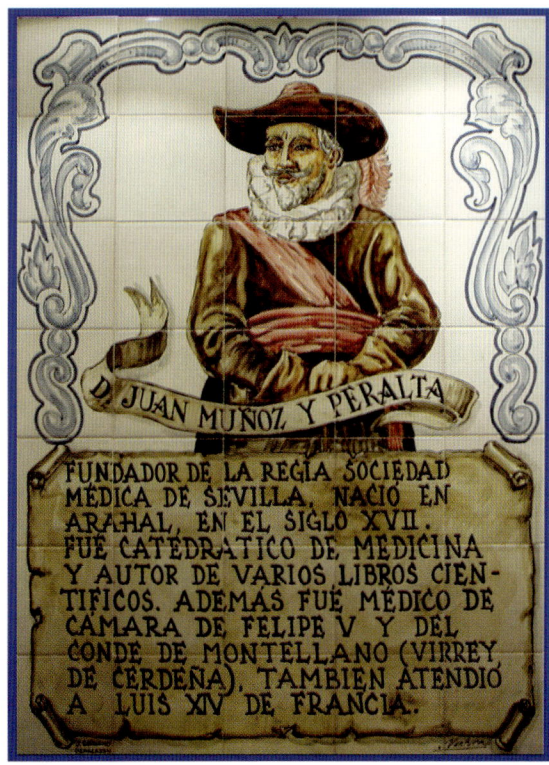

Fig. 5. Juan Muñoz y Peralta (n. Arahal, Sevilla). Fundador en 1693 de la Venerada Tertulia Hispalense, preludio de la Academia de Medicina y Cirugía de Sevilla. La más antigua de Europa y, por tanto, de España.

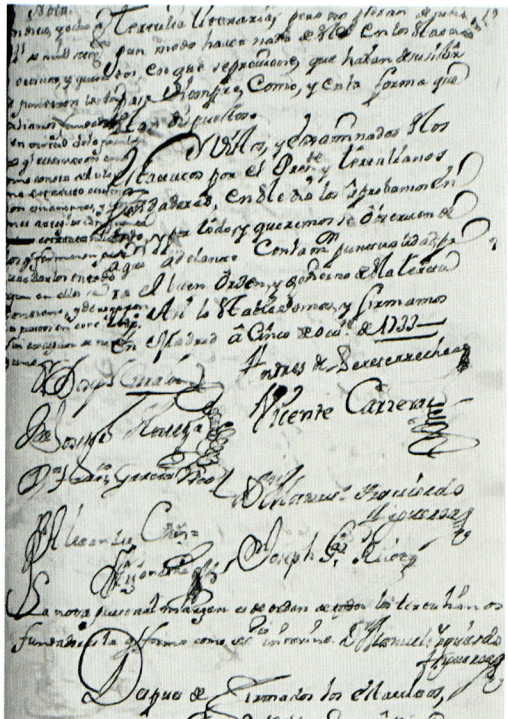

Fig. 6. Página final del texto de los Estatutos (1733), con las firmas de los tertulianos fundadores.

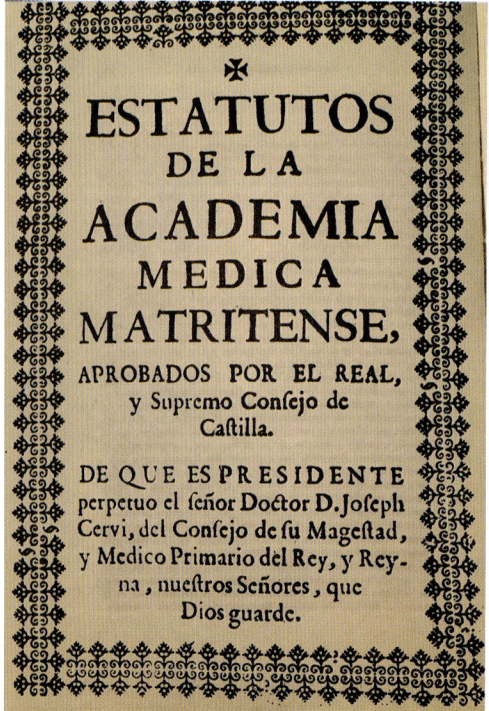

Fig. 7. Estatutos de la Academia Médica Matritense (1734), base de la Real Academia Nacional de Medicina.

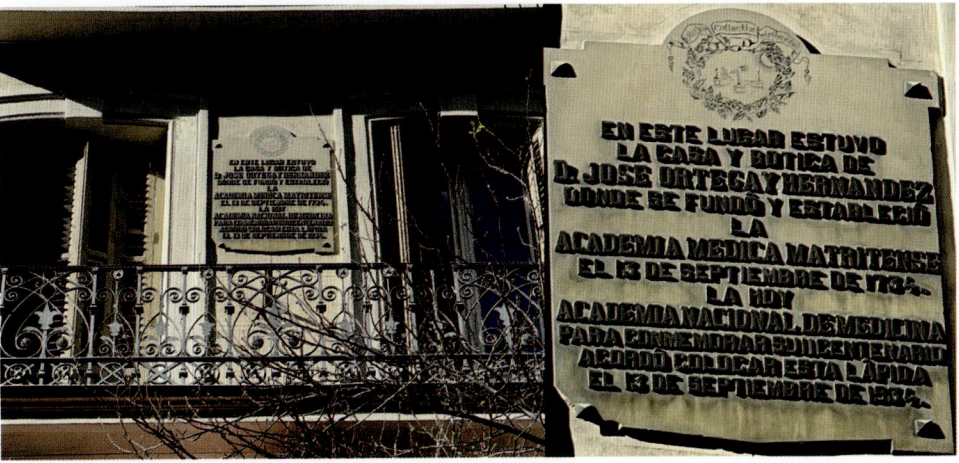

Fig. 8. Botica de D. José Ortega Hernández, situada en la calle Montera de Madrid,
y lápida conmemorativa (13 de septiembre de 1934).

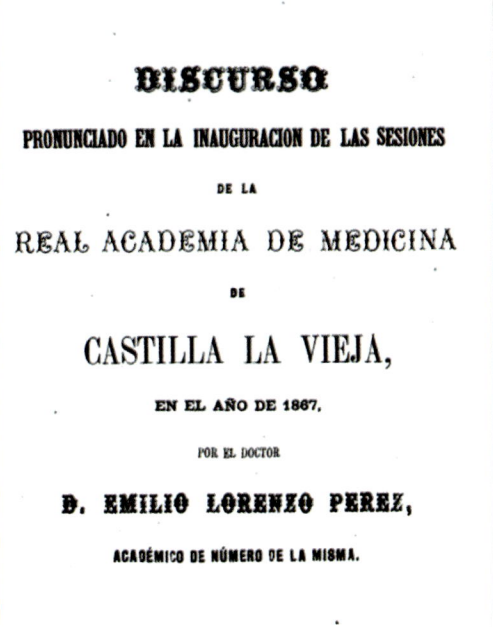

Fig. 9. Un discurso inaugural de la Real Academia de Medicina de Castilla la Vieja (año 1867).

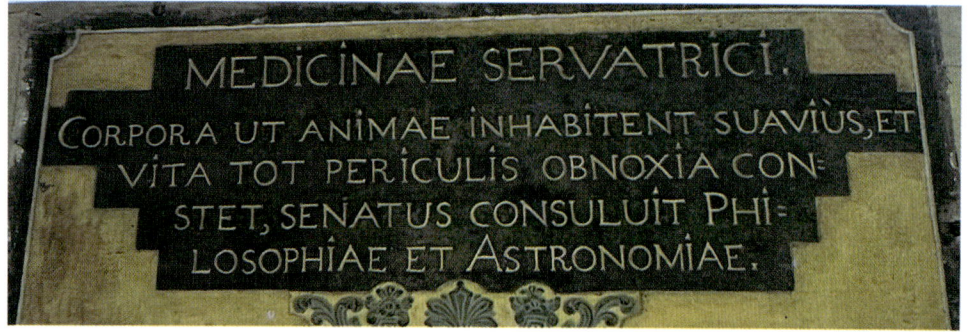

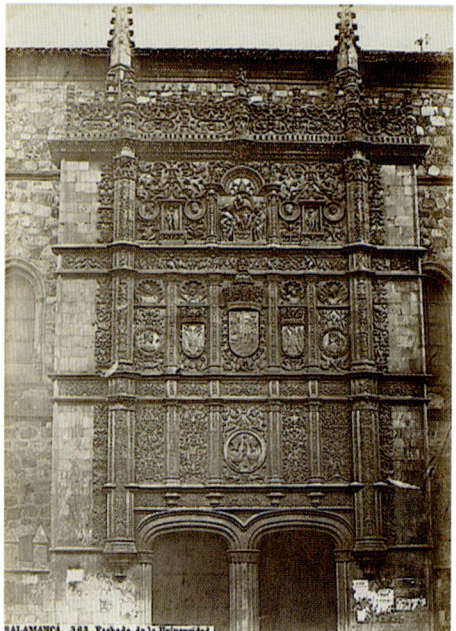
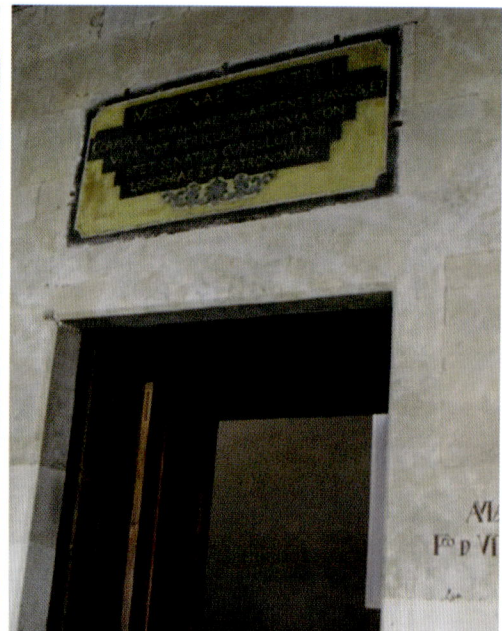

Fig. 10. Aula o general destinada a la enseñanza de la Medicina. Actualmente el aula está dedicada a la memoria del dominico Francisco de Vitoria, catedrático de teología de la USAL (entre 1526 y 1546), principal exponente de la Escuela de Salamanca y del derecho internacional moderno. Universidad de Salamanca. Fachada de las Escuelas Mayores (Juan Laurent 1878, National Gallery of Art Library, Washington D.C.). Una inscripción incrustada en el dintel de la puerta del aula dice: *Medicinae Servatrici. Corpora ut animae inhabitent suavius, et vita tot periculis obnoxia con stet, senatus consuluit Philosophiae et Astronomiae* (Medicina conservadora. El Senado consultó a la filosofía y a la astronomía para que los cuerpos pudieran ser habitados más placenteramente por las almas y para que la vida estuviera sujeta a tantos peligros).

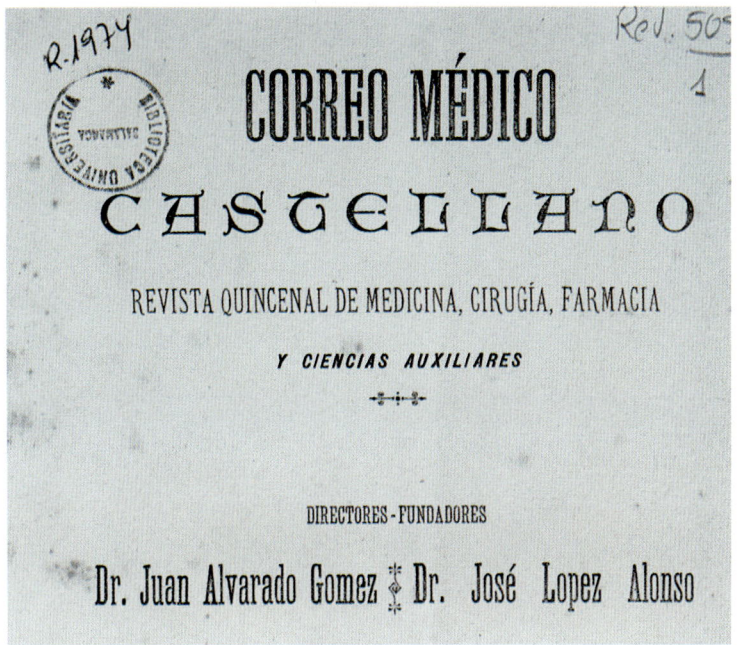

Fig. 11. Portada de la revista *Correo Médico Castellano*. Órgano de expresión de la Academia de Medicina y Cirugía de Salamanca (1884-1888).

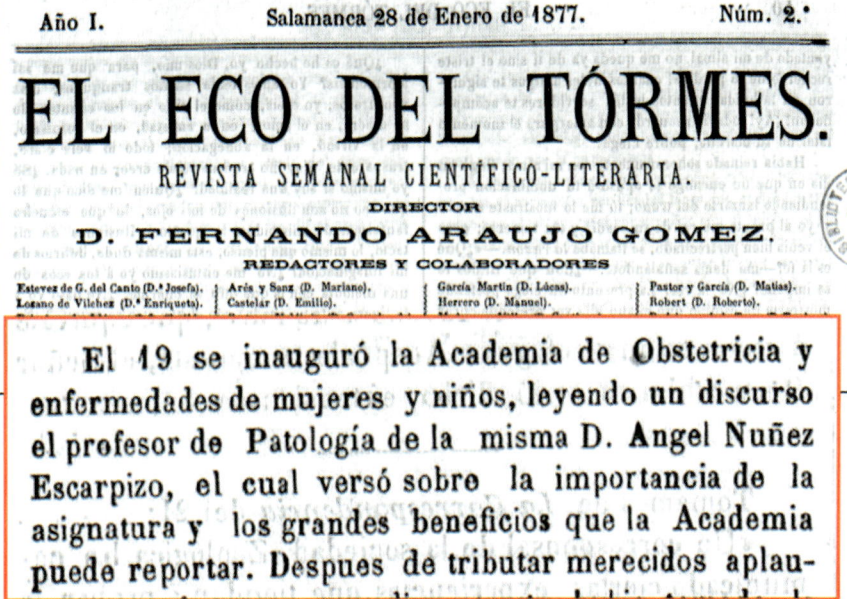

Fig. 12. Eco del Tormes (1877). Fundación de la Academia Tocológica (Obstétrica) Escolar de Salamanca.

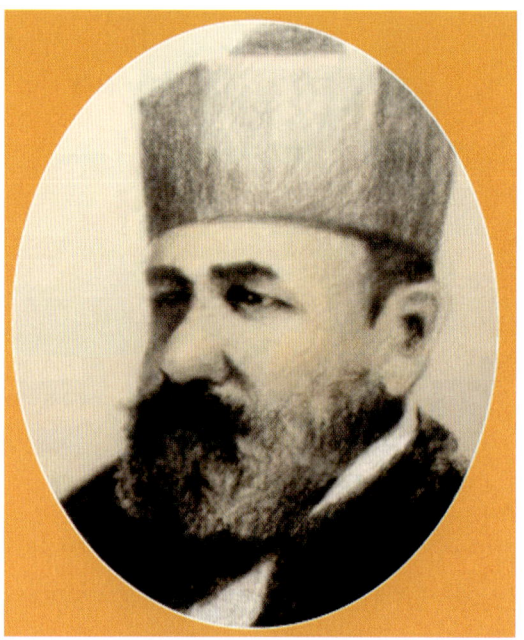

Fig. 13. Pedro Sánchez Llevot (1823-1894). Primer decano de la Facultad Libre de Medicina
de Salamanca (1869). Presidente honorario de la Academia de Medicina y Cirugía de Salamanca (1884).

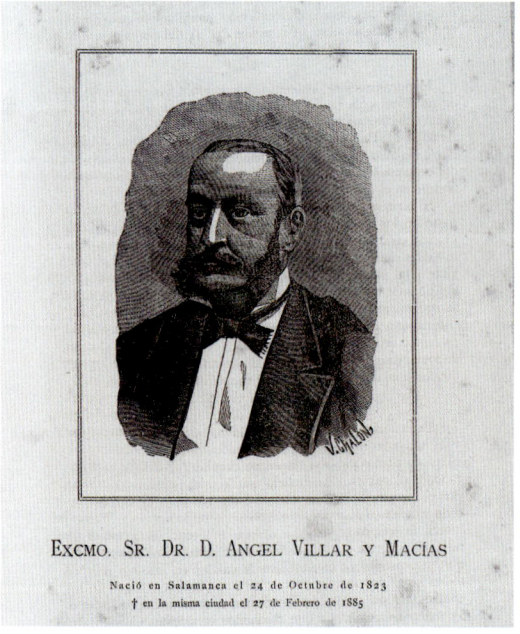

Excmo. Sr. Dr. D. Angel Villar y Macías

Nació en Salamanca el 24 de Octubre de 1823
† en la misma ciudad el 27 de Febrero de 1885

Fig. 14. José Villar y Macías. Presidente de la Academia de Medicina y Cirugía de Salamanca (1884).
Profesor de la Facultad Libre de Medicina de Salamanca de la asignatura Medicina Legal y Toxicología,
y, posteriormente, de Higiene Privada.

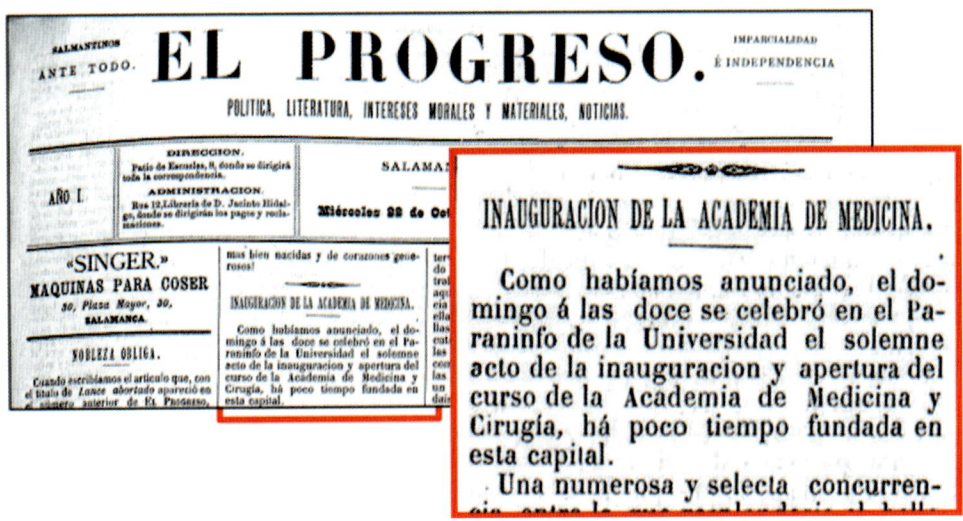

Fig. 15. Inauguración de la Academia de Medicina y Cirugía de Salamanca (19 de octubre 1884). Portada en *El Progreso*, 1884.

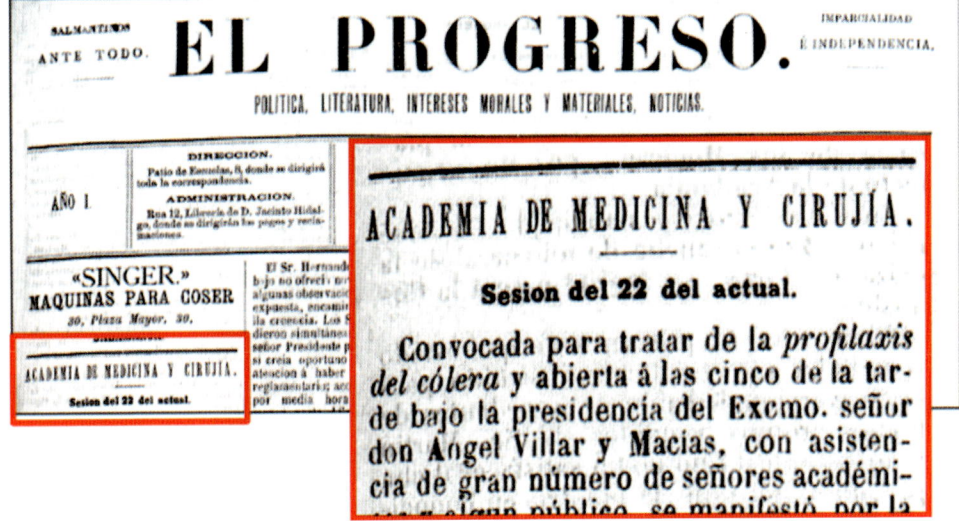

Fig. 16. Portada de *El Progreso* (1984). Entre los meses de julio y agosto la prensa informa en repetidos números de las sesiones de la Academia sobre la profilaxis del cólera. Salamanca atravesó una epidemia de cólera en 1885 y 1886.

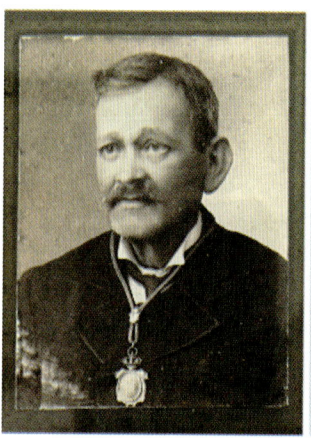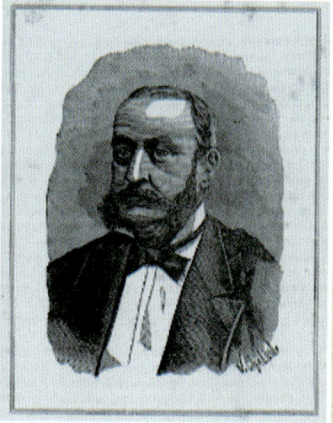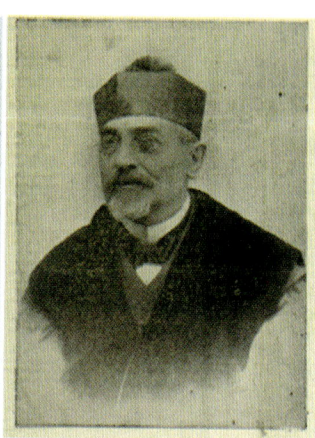

Fig. 17. Galería de presidentes de la Academia de Medicina y Cirugía de Salamanca (1884-1888).
De izquierda a derecha: Ramón Carranza Ibáñez (1884), Ángel Villar y Macías (1884-1885),
y Marciano de Nó y Alonso (1885-1888).

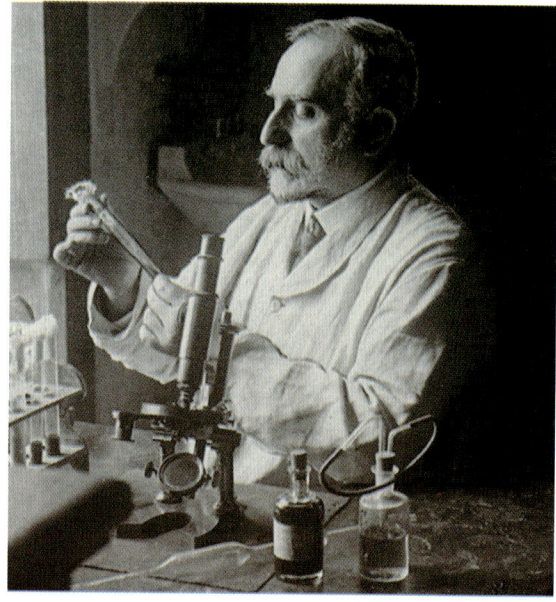

Fig. 18. Dr. Jaime Ferrán y Clúa (1851-1929). Descubridor de la vacuna del cólera.
Fue nombrado académico honorario de la Academia de Medicina y Cirugía de Salamanca (1885).

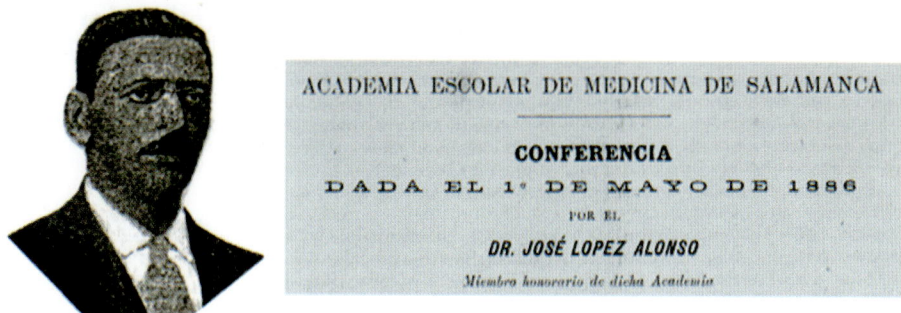

Fig. 19. José López Alonso (1854-1910). Conferencia pronunciada en la Academia Escolar de Medicina (1886).

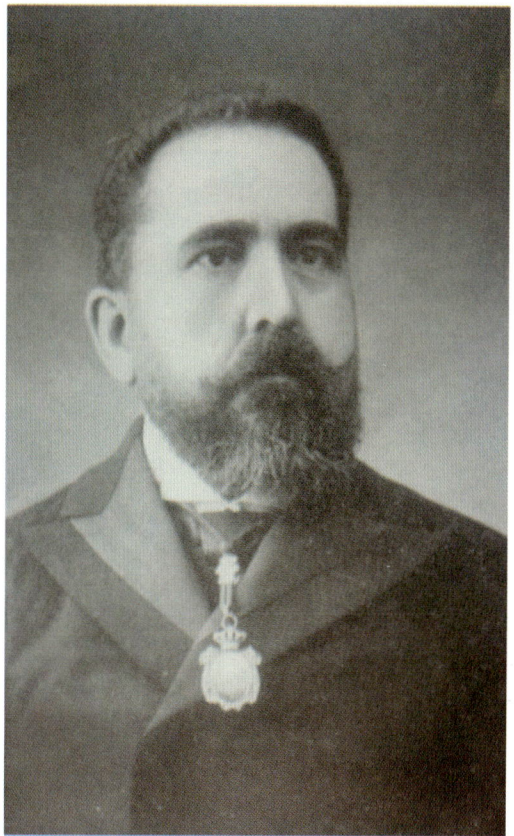

Fig. 20. Isidro Segovia y Corrales (1856-1925). Decano de la Facultad Libre de Medicina de Salamanca (1900-1925).

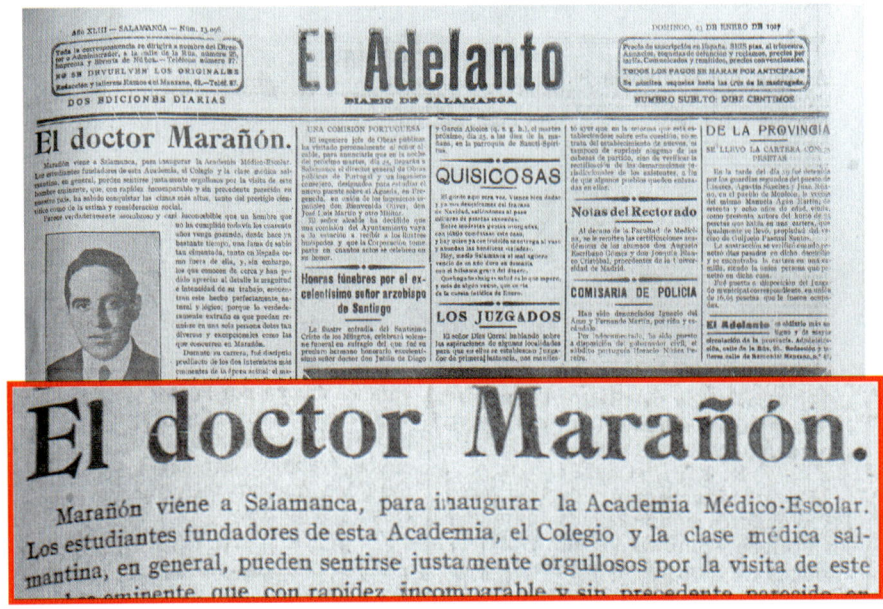

Fig. 21. Portada de *El Adelanto* de 23 de enero de 1927. Inauguración de la Academia Médico-Escolar de Salamanca (24 de enero).

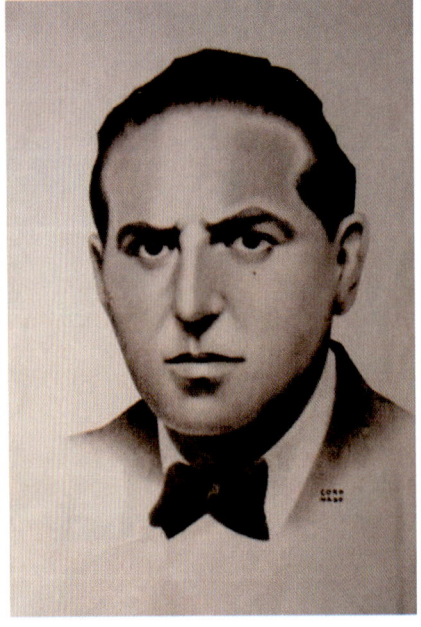
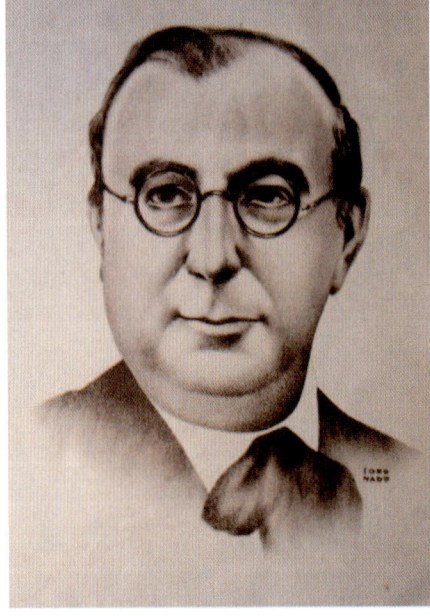

Fig. 22. Gregorio Marañón Posadillo (1887-1960) y Agustín del Cañizo García (1876-1956). Respectivamente padrino nacional y local de la recién creada Academia Médico-Escolar de Salamanca (1927).

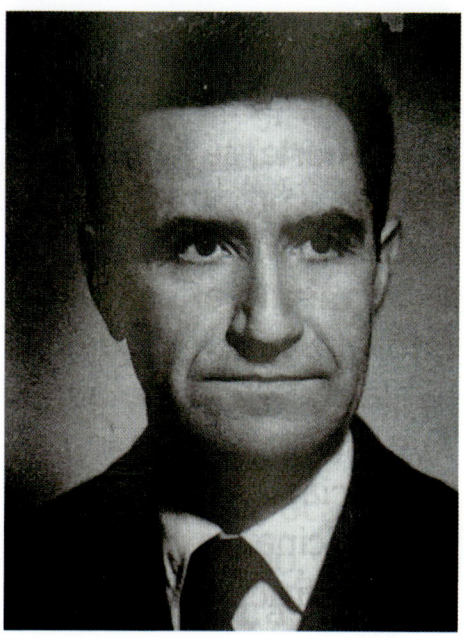

Fig. 23. Darío Carrasco Pardal (1905-1977). Presidente fundador de la Academia Médico-Escolar
de Salamanca, fundada en 1927. Posteriormente (1977) fue nombrado académico electo
de la Real Academia de Medicina de Salamanca, pero no pudo tomar posesión por fallecimiento.

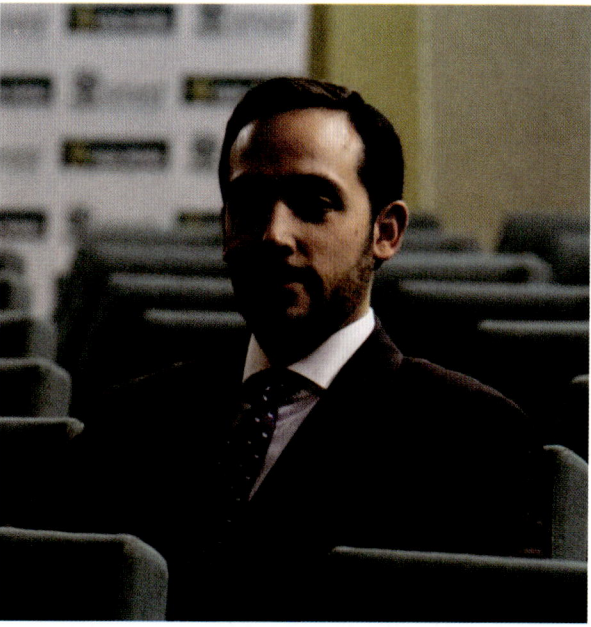

Fig. 24. Raúl Antúnez-Conde Hidalgo (1993-). Presidente de la Academia de Alumnos Internos
de Medicina de la Universidad de Salamanca, fundada en 2015.

Revista Médica Salmantina

R. 2306

DICIEMBRE DE 1906.

Fig. 25. Cabecera de la *Revista Medica Salmantina*.
Órgano de expresión de la Academia Médico-Farmacéutica de Salamanca.

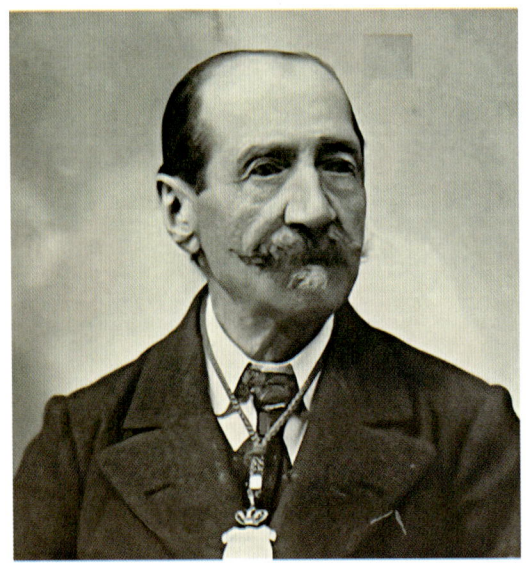 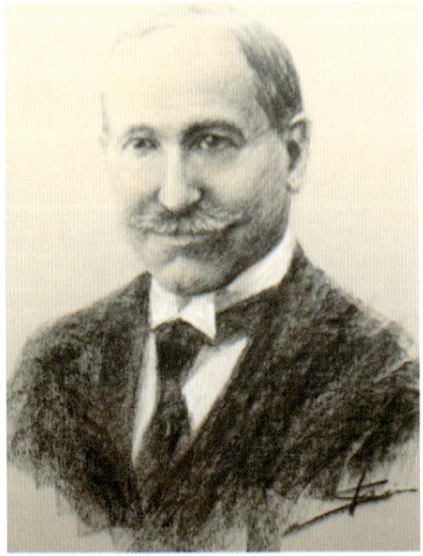

Fig. 26. Academia Médico-Farmacéutica de Salamanca. Primera Junta de Gobierno (1904-1905).
En la imagen D. Angel Núñez Sampelayo (presidente) y D. José de Bustos Miguel (secretario).

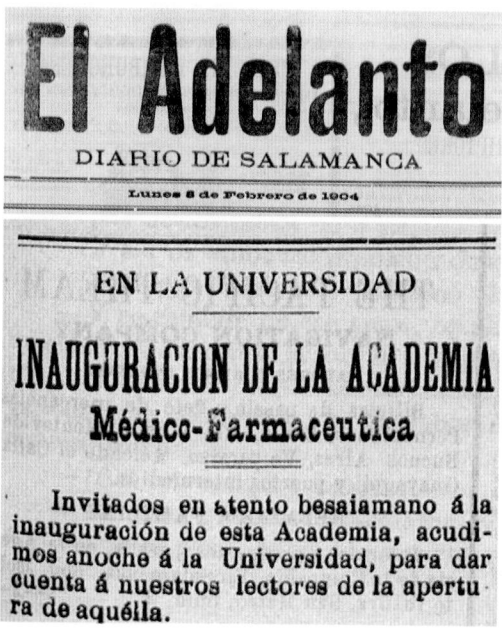

El Adelanto

DIARIO DE SALAMANCA

Lunes 8 de Febrero de 1904

EN LA UNIVERSIDAD

INAUGURACION DE LA ACADEMIA
Médico-Farmaceutica

Invitados en atento besaiamano á la inauguración de esta Academia, acudimos anoche á la Universidad, para dar cuenta á nuestros lectores de la apertura de aquélla.

Fig. 27. Inauguración oficial de la Academia Médico-Farmacéutica de Salamanca (7 de febrero de 1904, en el Salón de Grados del edificio histórico de la Universidad de Salamanca).

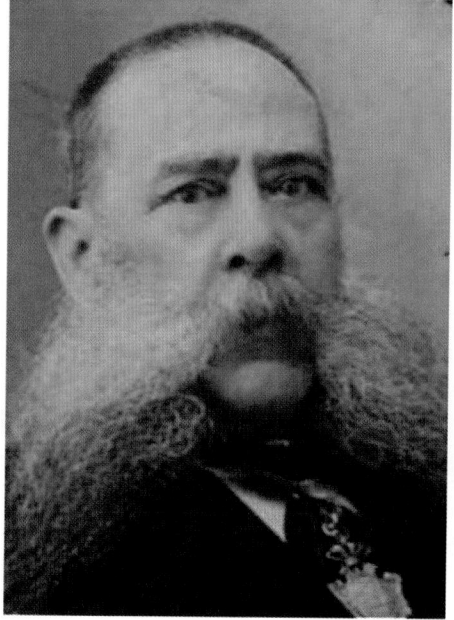
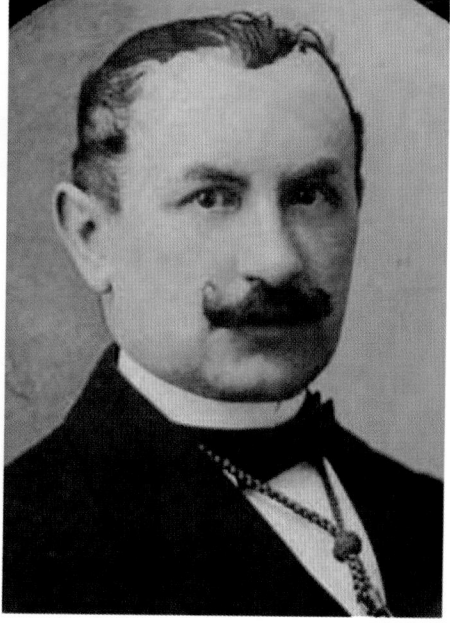

Fig. 28. Academia Médico-Farmacéutica de Salamanca. Segunda Junta de Gobierno (1906-1907). Indalecio Cuesta Martín (presidente) y Arturo Núñez García (vicepresidente).

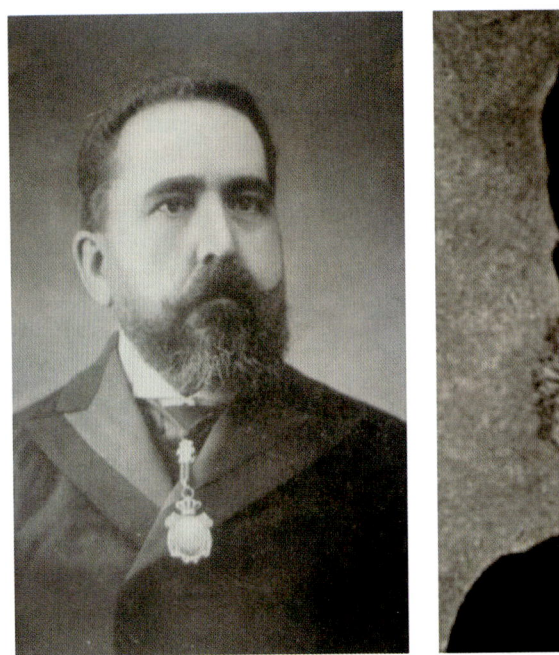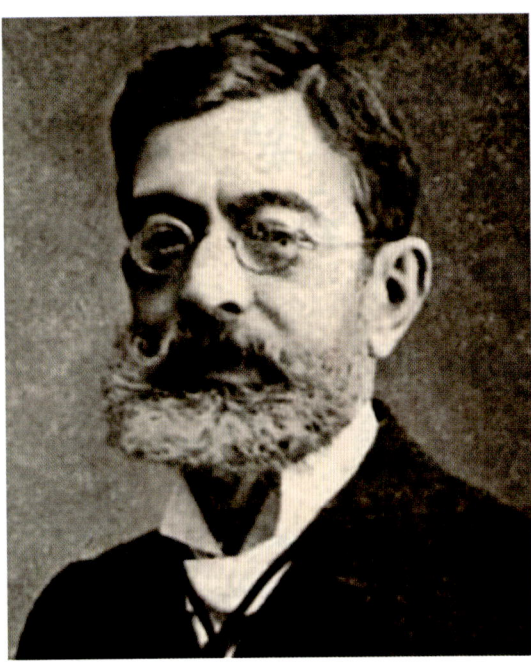

Fig. 29. Academia Médico-Farmacéutica de Salamanca. Tercera Junta de Gobierno (1908-1909).
Isidro Segovia Corrales (presidente) e Hipólito Rodríguez Pinilla (vicepresidente).

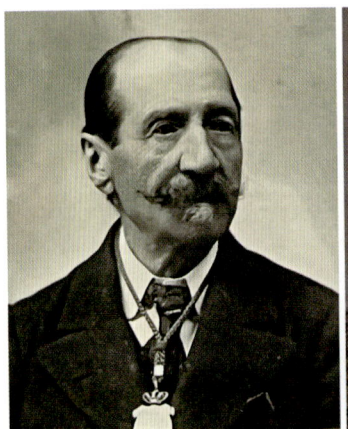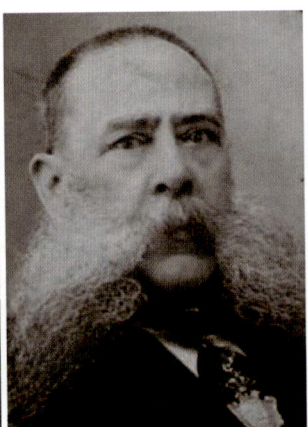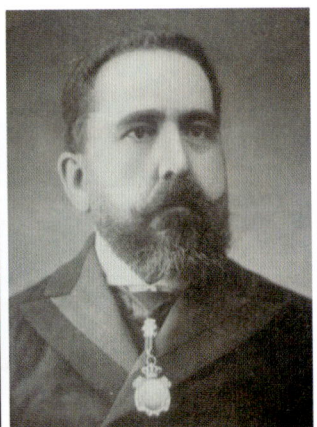

Fig. 30. Galería de presidentes de la Academia Médico-Farmacéutica de Salamanca (1904-1909).
De izquierda a derecha: Ángel Núñez Sampelayo (1904-1905), Indalecio Cuesta Martín (1906-1907)
y Isidro Segovia Corrales (1908-1909).

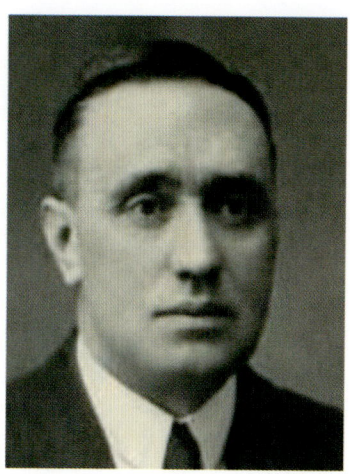

Fig. 31. Federico Hoyos de Onís (1875-1938). Licenciado y doctor en Farmacia.
Vocal de la segunda y tercera Junta Directiva de la Academia Médico-Farmacéutica de Salamanca
(1906-1909).

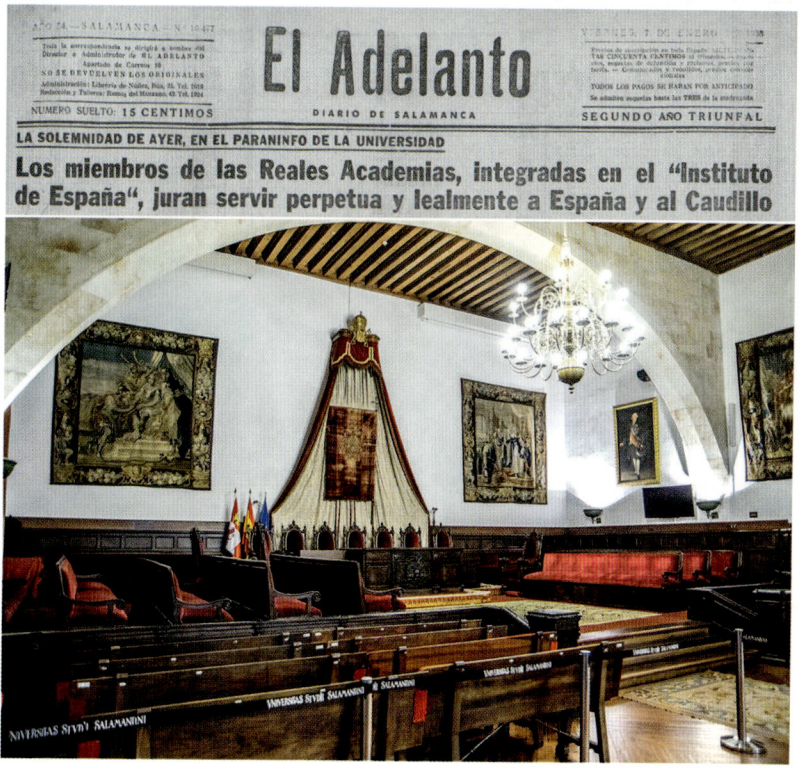

Fig. 32. Paraninfo de la Universidad de Salamanca en la actualidad. El 6 de enero de 1938
y en este paraninfo de la Universidad de Salamanca se reunieron todas las Academias en sesión solemne,
y a partir de ese momento conservaron el título de Reales en alusión a su origen histórico
y formaron juntos un cuerpo con el nombre de Instituto de España.

Ilmo. Sr.: Delimitada al Distrito Universitario la misión de las Reales Academias de Distrito por el artículo primero de sus correspondientes Estatutos, aprobados por Decreto 2661/1970, de 12 de junio («Boletín Oficial del Estado» del 7 de octubre); a propuesta de la Real Academia Nacional de Medicina,

Este Ministerio, en virtud de las facultades que le confiere el artículo segundo de los mencionados Estatutos, ha dispuesto:

1.º Constituir la Real Academia de Medicina del Distrito Universitario de Salamanca, cuya misión principal será la determinada en el artículo cuarto de dichos Estatutos.

2.º Con el fin de organizar la nueva Academia, gestionar su instalación y confeccionar, en el plazo de cuatro meses, el Reglamento de Régimen Interior, se designa con carácter provisional la siguiente Junta Directiva, compuesta por Catedráticos de su Facultad de Medicina:

Presidente: Doctor don Fernando Cuadrado Cabezón.

Vicepresidente: Doctor don Luis Zamorano Sanabra.

Secretario general: Doctor don Luis Sánchez Granjel.

Vicesecretario-Contador: Doctor don Carlos Gil Gayarre.

Tesorero: Doctor don José María Bayo y Bayo.

Bibliotecario: Doctor don José Antonio Clavero Núñez.

El mandato de esta Junta tendrá dos años de duración; transcurrido este plazo se procederá a la elección definita, a tenor de lo dispuesto en el artículo 30 de los Estatutos vigentes, teniendo los componentes de la Junta provisional el carácter de Académicos electos.

3.º Por la Real Academia Nacional de Medicina se propondrá a este Departamento el nombramiento de los Académicos electos que considere necesarios para coadyuvar a la constitución de la Academia, que, junto con los Académicos de la Junta Directiva provisional, deberán tomar posesión de su plaza de numerario en el plazo previsto en el artículo 17 de los Estatutos, previa presentación del discurso correspondiente, que será censurado y aprobado por la Real Academia Nacional de Medicina, informando ésta el Reglamento de Régimen Interior y refrendando los acuerdos de la Junta Directiva provisional.

Lo digo a V. I. para su conocimiento y efectos.

Dios guarde a V. I.

Madrid, 2 de enero de 1971.—P. D., el Subsecretario, *Ricardo Díez Hochleitner.*

Fig. 33. Boletín Oficial del Ministerio de Educación y Ciencia de 22 de febrero de 1971 y con fecha de 2 de enero del 1971. Creación de la Real Academia de Medicina de Salamanca.

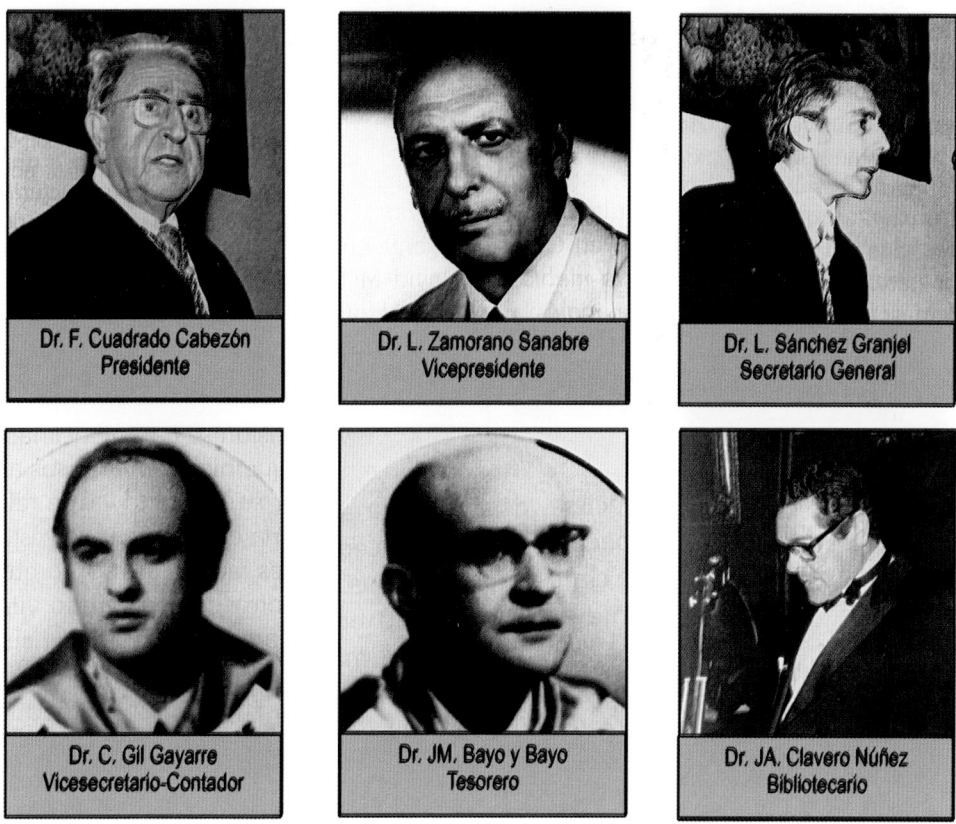

Fig. 34. Junta Directiva provisional de la Real Academia de Medicina de Salamanca (1971-1976).
De la parte superior a la inferior y de izquierda a derecha: Fernando Cuadrado Cabezón (presidente),
Luis Zamorano Sanabre (vicepresidente), Luis Sánchez Granjel (secretario general),
Carlos Gil Gayarre (vicesecretario-contador), José María Bayo y Bayo (tesorero)
y José Antonio Clavero Núñez (bibliotecario).

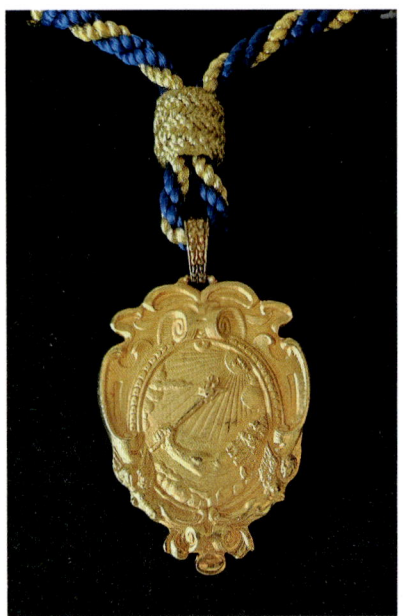
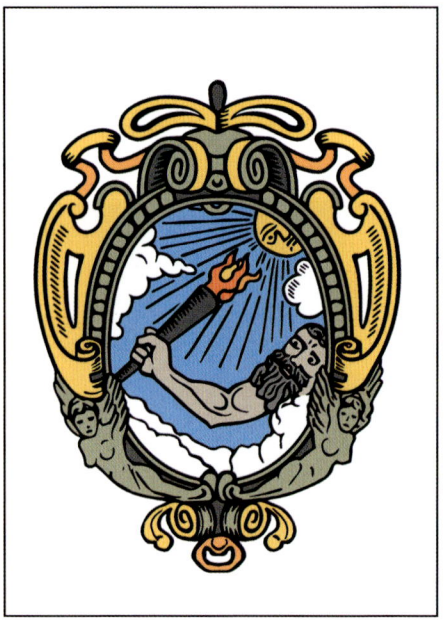

Fig. 35. Medalla y anagrama de la Real Academia de Medicina de Salamanca.

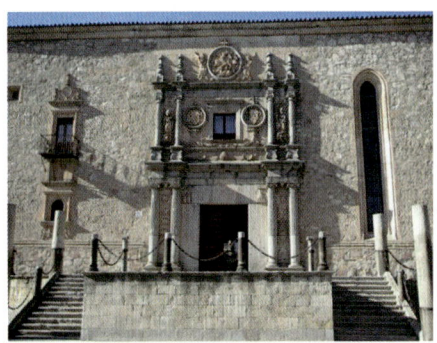
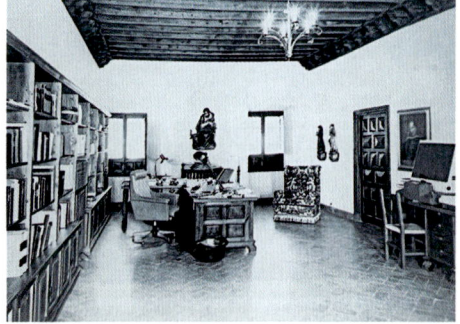

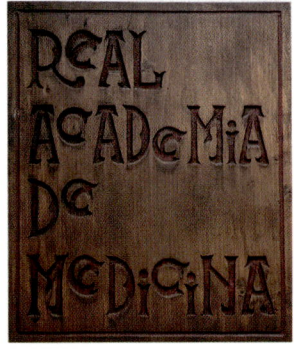
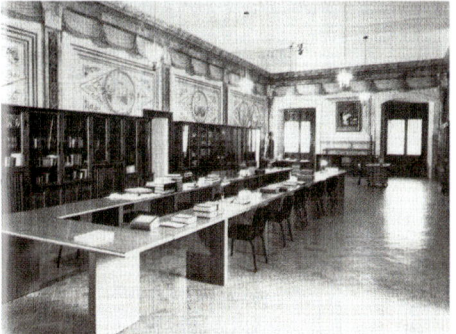

Fig. 36. Colegio Arzobispo Fonseca (Salamanca). Primera sede de la Real Academia de Medicina
de Salamanca (1971-1987). Despacho y sala de juntas-biblioteca.

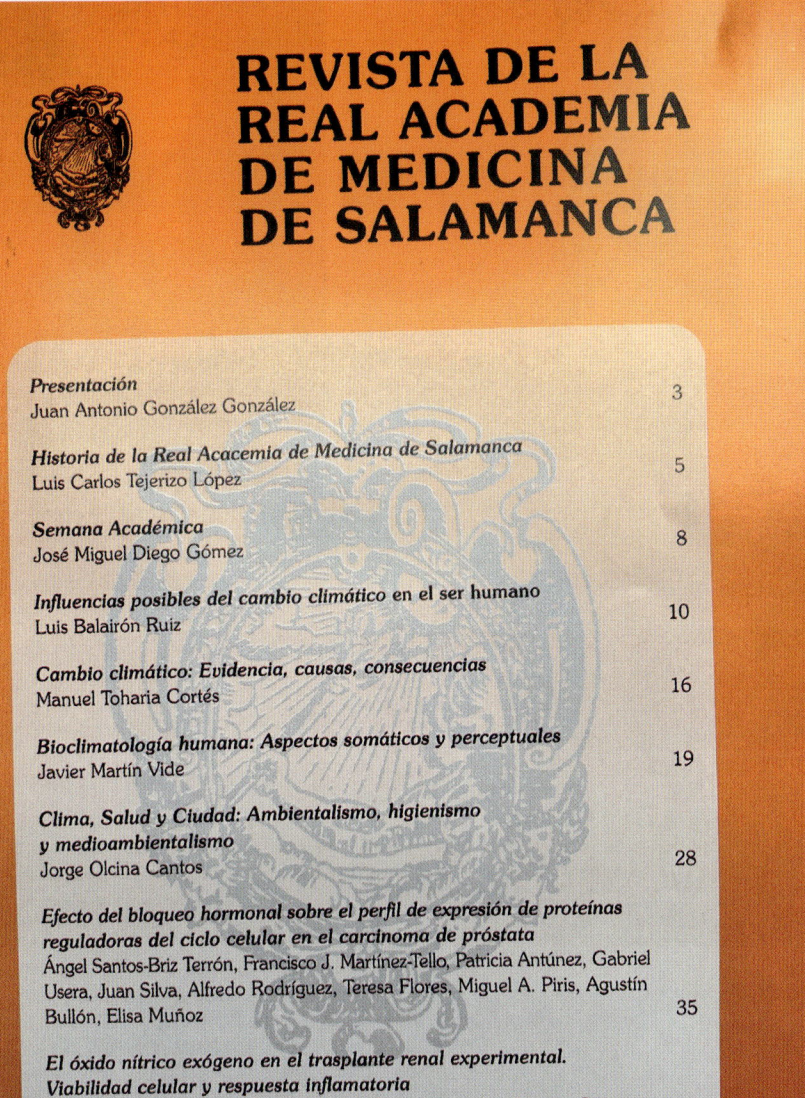

Fig. 37. Portada del primer número de la *Revista de la Real Academia de Medicina de Salamanca*
(diciembre 2005).

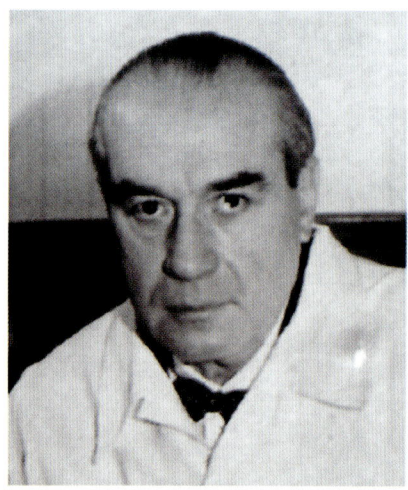
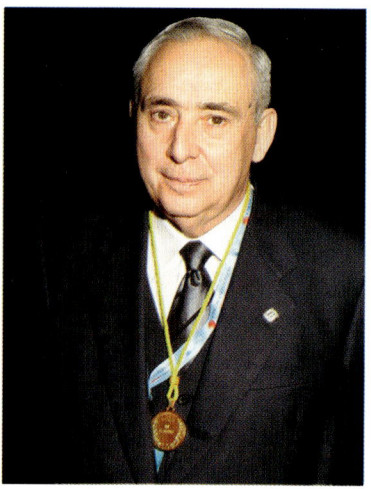

Fig. 38. Académicos de honor de la Real Academia de Medicina de Salamanca:
Excmo. Sr. D. Antonio Puigvert Gorro (Santa Coloma de Gramanet 1905-Barcelona 1990)
y el Excmo. Sr. D. José Luis Balibrea Cantero (Madrid 1936-Madrid 2023).
Urólogo y cirujano respectivamente.

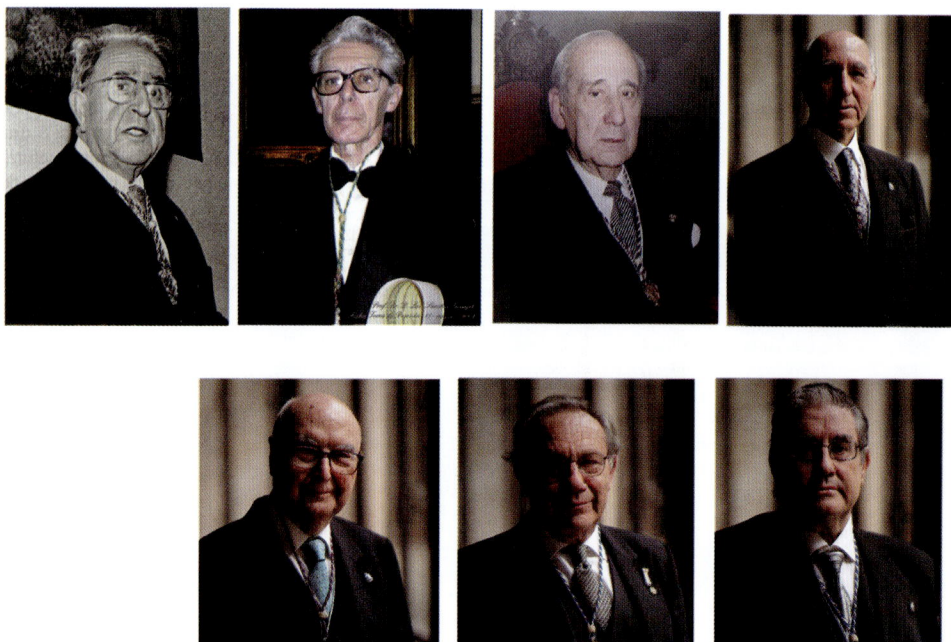

Fig. 39. Galería de presidentes de la Real Academia de Medicina de Salamanca:
Excmo. Dres. D. Fernando Cuadrado Cabezón (1971-1976), Luis Sánchez Granjel (1977-1988),
Joaquín Montero Gómez (1989-1998), Juan Antonio González y González (1999-2006),
José Ángel García Rodríguez (2006-2012), Enrique Battaner Arias (2013-2021)
y Francisco S. Lozano Sánchez (2022-actualidad).

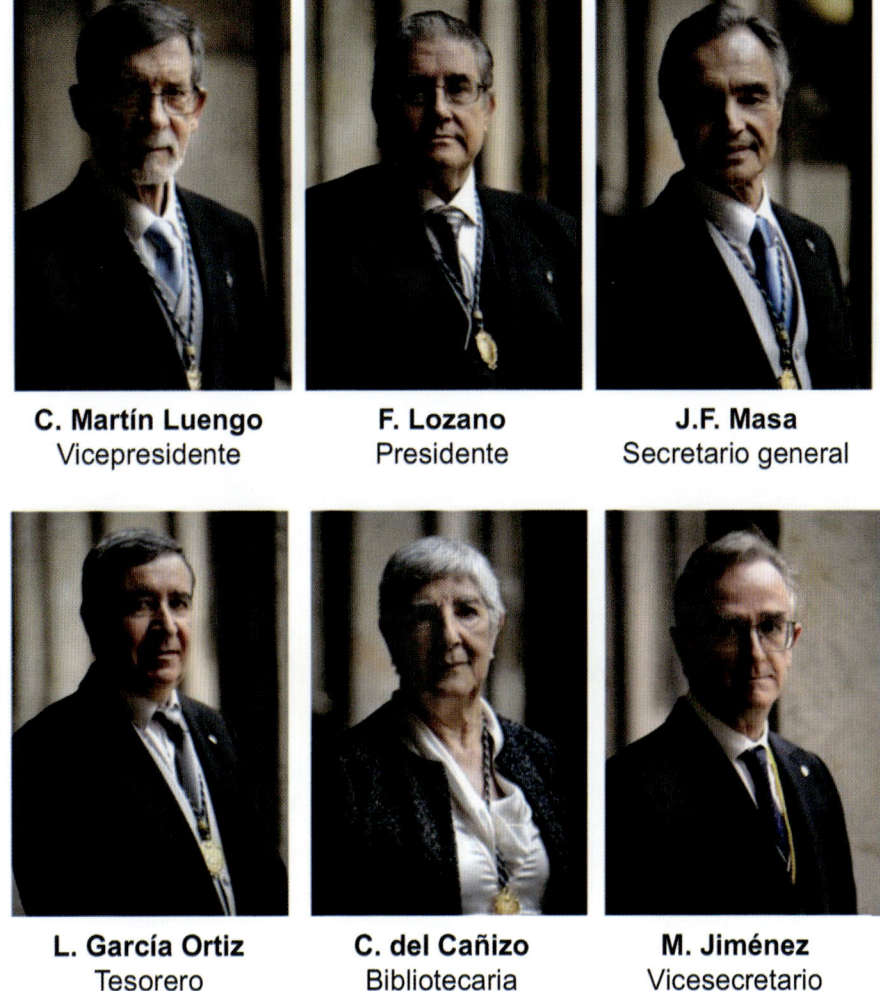

C. Martín Luengo	F. Lozano	J.F. Masa
Vicepresidente	Presidente	Secretario general

L. García Ortiz	C. del Cañizo	M. Jiménez
Tesorero	Bibliotecaria	Vicesecretario

Fig. 40. Real Academia de Medicina de Salamanca.
Junta de Gobierno, desde enero de 2022.

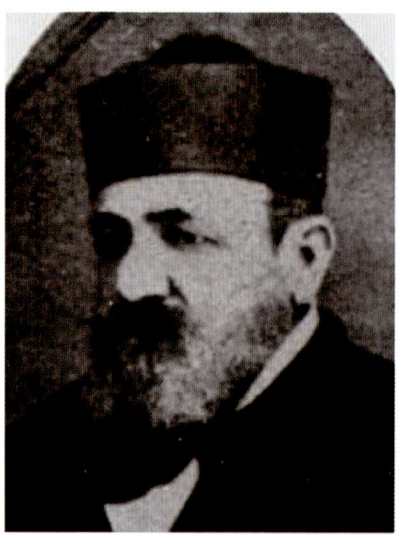
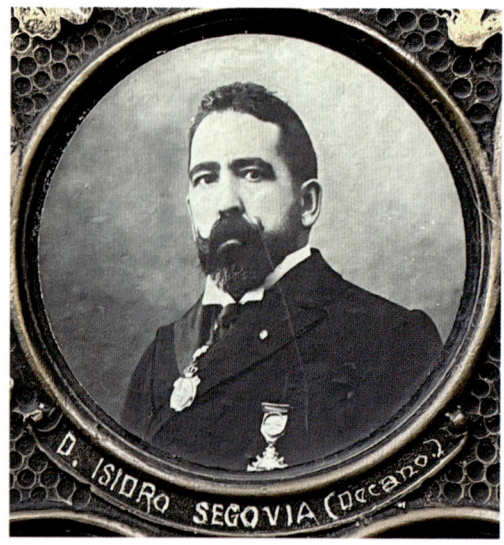
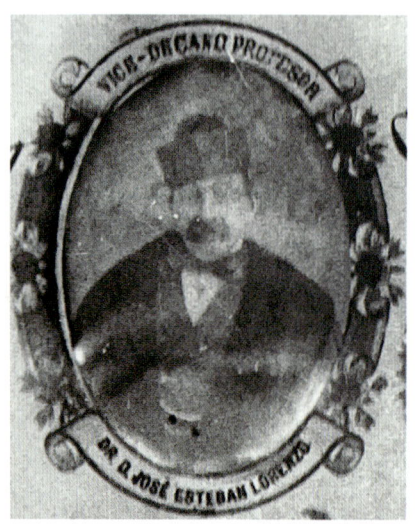
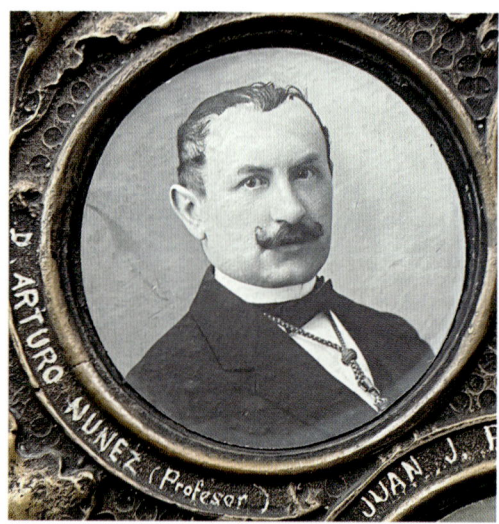

Fig. 41.Miembros de las juntas directivas de la Academia de Medicina y Cirugía de Salamanca
(1884-1888) y de la Academia Médico-Farmacéutica de Salamanca (1904-1909), y a su vez decano
de la Facultad Libre u Oficial (según periodos) de Medicina de Salamanca. A la izquierda,
Pedro Sánchez Llevot (1869-1894) y José Esteban Lorenzo (1894-1897). A la derecha,
Isidro Segovia Corrales (1900-1925) y Arturo Núñez García (1925-1929).

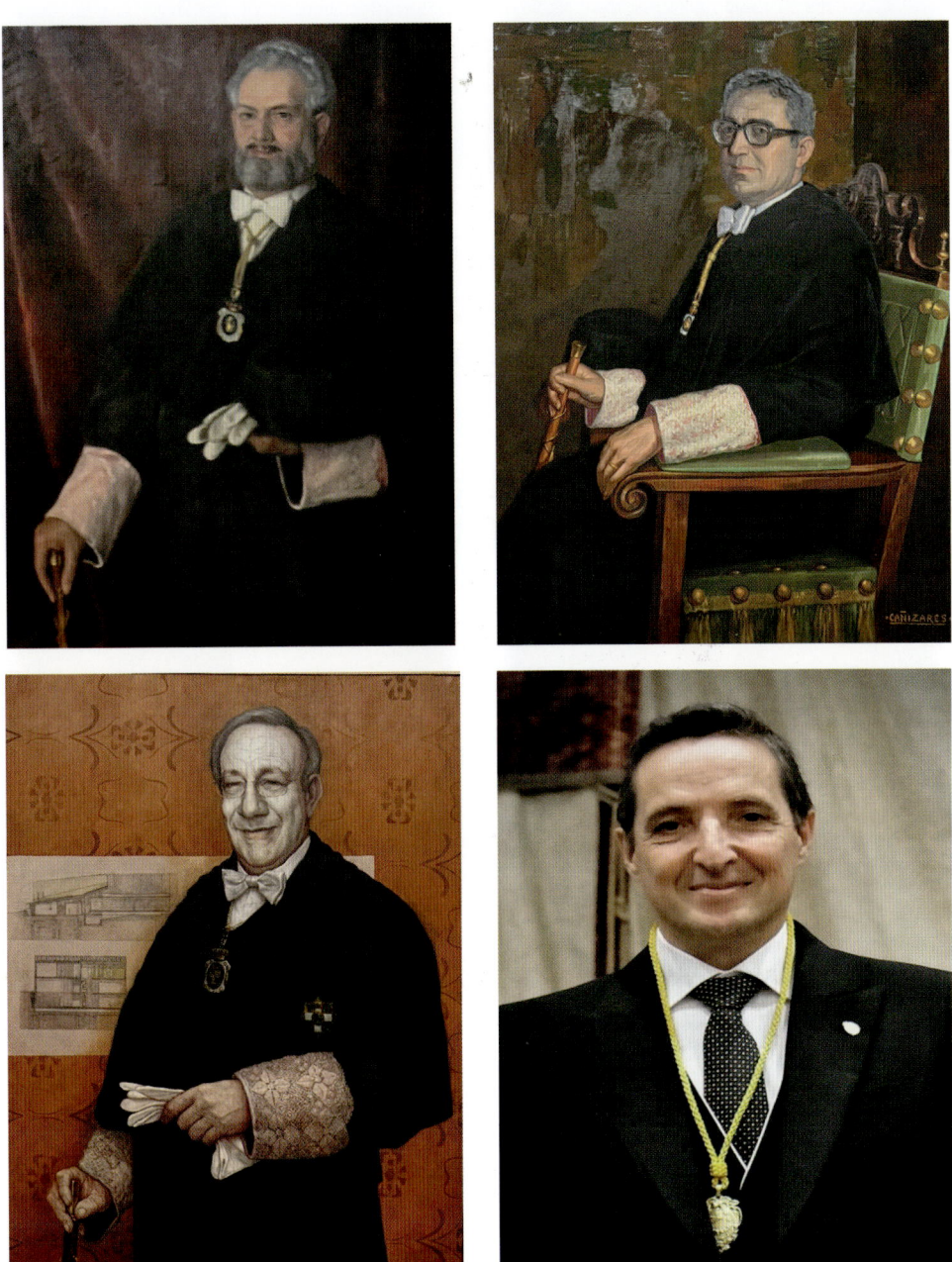

Fig. 42. Académicos numerarios de la Real Academia de Medicina de Salamanca,
y Rectores de la Universidad de Salamanca. Arriba, de izquierda a derecha: Julio Rodríguez-Villanueva
(1972-1979), y Pedro Amat Muñoz (1980-1986); abajo, de izquierda a derecha: Enrique Battaner Arias
(2003-2007), y Juan Manuel Corchado Rodríguez (2024-actualidad).

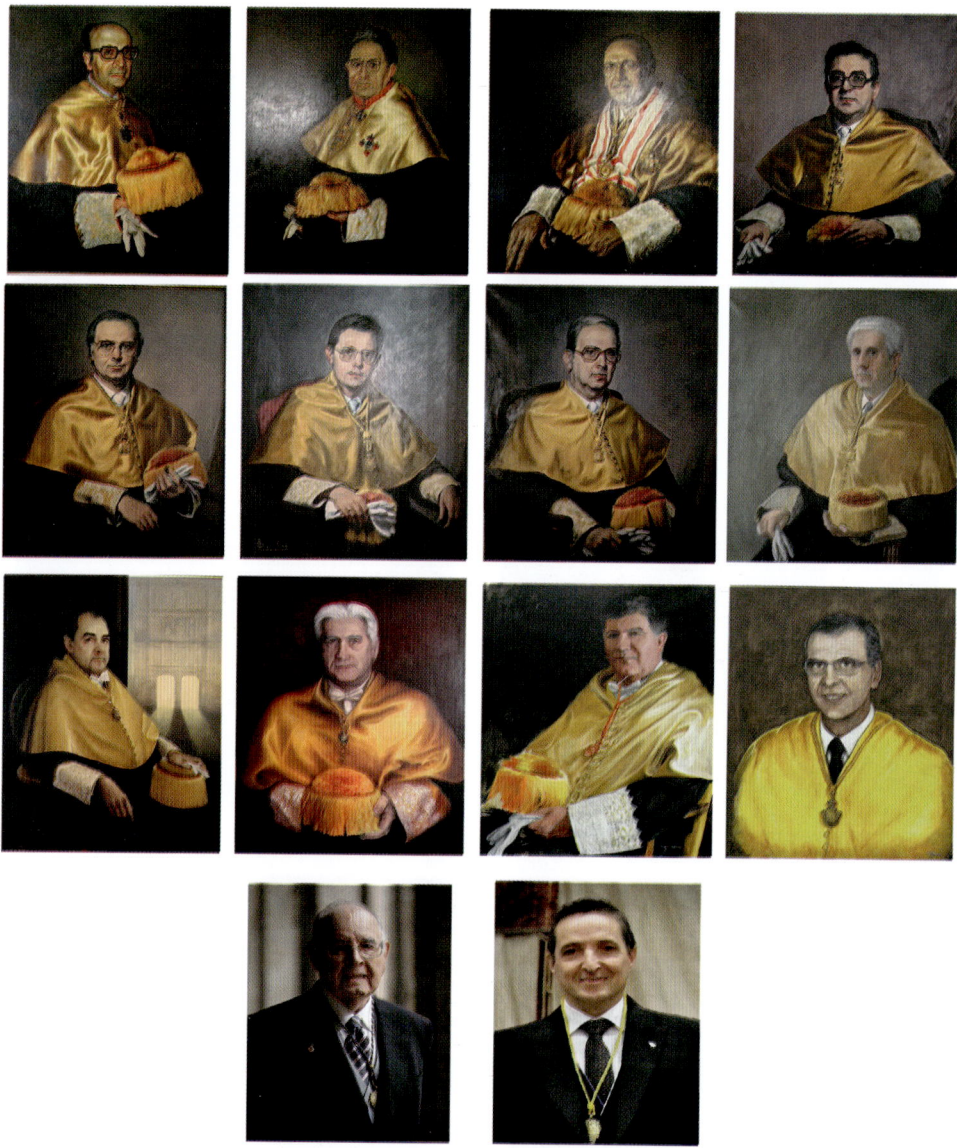

Fig. 43. Académicos numerarios, electos o correspondientes de la Real Academia de Medicina
de Salamanca, y decanos de la Facultad de Medicina, Farmacia
o Ciencias de la Universidad de Salamanca.
Facultad de Medicina (de izquierda a derecha): Fermín Querol Navas (electo),
Fernando Cuadrado Cabezón (numerario), Luis Zamorano Sanabre (electo),
Pedro Amat Muñoz (numerario), José Ángel García Rodríguez (numerario),
Alberto Gómez Alonso (numerario), Juan Montero Gómez (numerario), Ricardo Vázquez Rodríguez
(correspondiente), Agustín Bullón Sopelana (numerario), José Paz Bouza (correspondiente),
Francisco Javier García Criado (electo), José Carretero González (numerario).
Facultad de Farmacia: Alfonso Domínguez Gil-Hurlé (numerario).
Facultad de Ciencias: Juan Manuel Corchado Rodríguez (numerario).

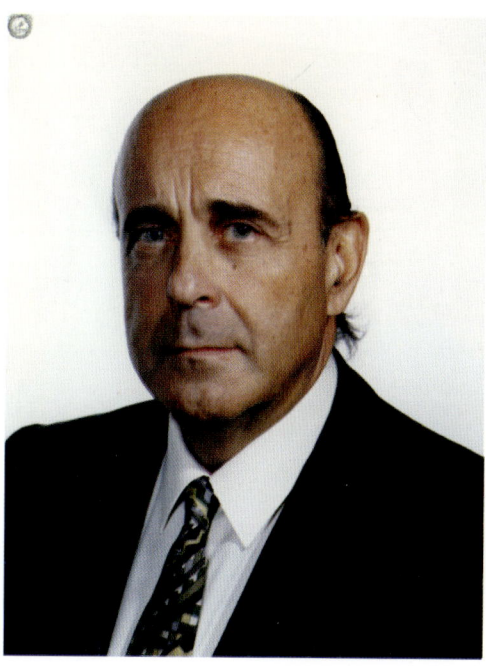

Fig. 44. Santiago Tamames Escobar (1928-2011). Presidente fundador
de la Academia de Cirugía de Salamanca (1972).

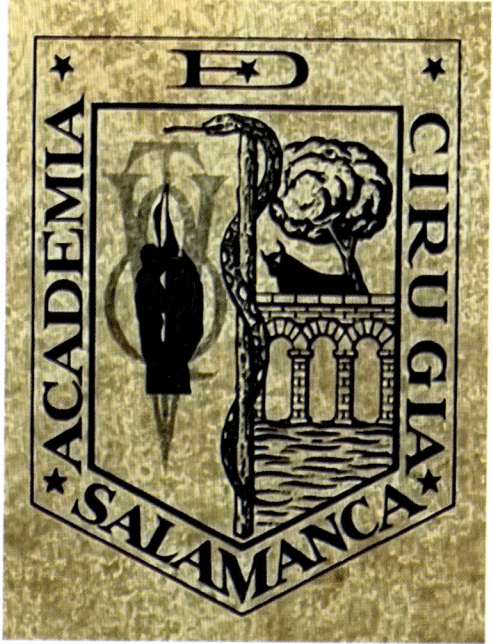

Fig. 45. Escudo de la Academia de Cirugía de Salamanca.

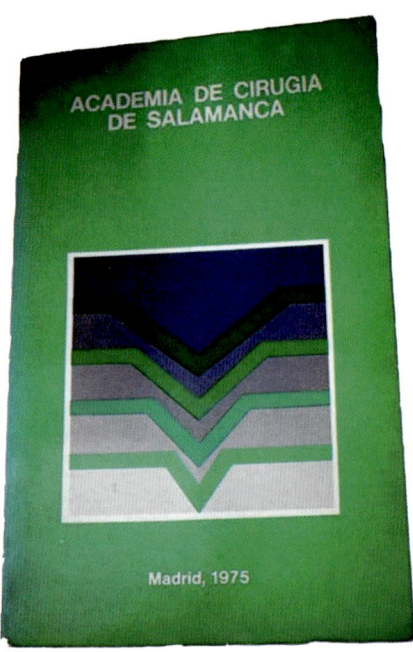

Fig. 46. Portada de los *Anales de la Academia de Cirugía de Salamanca* (1975).

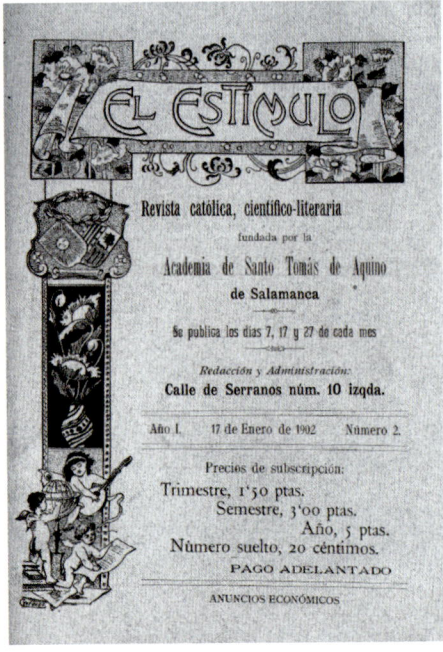

Fig. 47. Portada de la revista *El Estimulo*. Primer órgano oficial
de la Academia Santo Tomas de Aquino de Salamanca (1902).

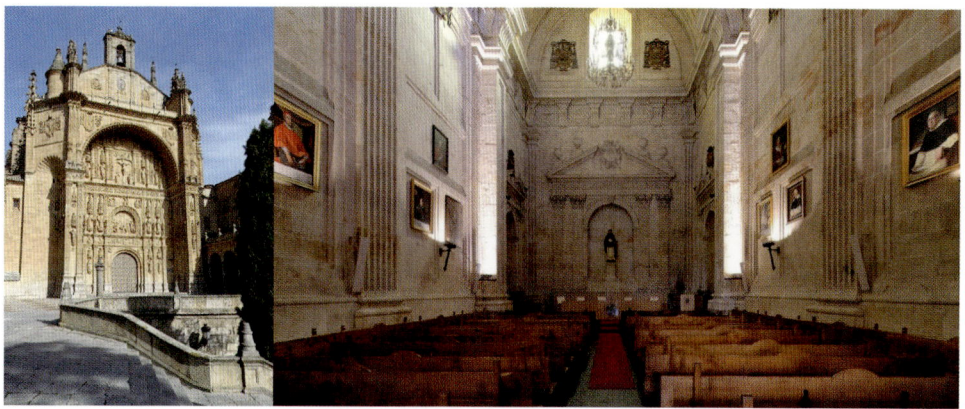

Fig. 48. Convento de San Esteban en Salamanca. Aula Magna.